全国卫生职业院校学习笔记系列丛书

护理礼仪与人际沟通学习笔记

主　编　丁　勇

副主编　潘建英　赵露露

编　委　（按姓氏汉语拼音排序）

丁　勇（江西医学高等专科学校）

廖美玲（上饶市人民医院）

潘建英（江西医学高等专科学校）

张晓波（江西医学高等专科学校）

赵露露（宜春职业技术学院）

科学出版社

北京

内 容 简 介

本书是以中高职卫生类院校《护理礼仪》《人际沟通》教材为蓝本编写的配套辅导教材，分上、下两篇。上篇主要介绍护理礼仪概述、医护人员职业形象美、医护人员的仪容礼仪、医护人员的服饰礼仪、医护人员的姿态礼仪、医护人员的人际交往礼仪和医护人员的接待礼仪等方面的重点知识；下篇主要介绍人际沟通、语言沟通、非语言沟通、护理工作中的人际沟通、医疗工作中的人际沟通、日常生活中的人际沟通及沟通技巧等方面的重点知识。本书内容系统全面，重难点突出，题型丰富多样。

图书在版编目（CIP）数据

护理礼仪与人际沟通学习笔记/丁勇主编. —北京：科学出版社，2016.3
（全国卫生职业院校学习笔记系列丛书）
ISBN 978-7-03-047469-8

Ⅰ. 护… Ⅱ. 丁… Ⅲ. ①护理－礼仪－高等职业教育－教学参考资料 ②护理学－人际关系学－高等职业教育－教学参考资料 Ⅳ. R47

中国版本图书馆 CIP 数据核字（2016）第043820号

责任编辑：孙岩岩 张立丽/责任校对：胡小洁
责任印制：赵 博/封面设计：金舵手世纪

科学出版社 出版
北京东黄城根北街16号
邮政编码：100717
http://www.sciencep.com

安泰印刷厂 印刷
科学出版社发行 各地新华书店经销
*

2016年3月第 一 版　　开本：787×1092　1/16
2016年3月第一次印刷　　印张：10
　　　　　　　　　　　　字数：249 000
定价：29.80元
（如有印装质量问题，我社负责调换）

前　　言

　　本书在编写的过程中，本着去粗取精、提纲挈领的原则，力求做到科学性、实用性相结合。本书作为护理礼仪与人际沟通课程的教学辅导教材，全书共分十四章，上篇护理礼仪学习笔记分为七个部分，较为系统地梳理了护理礼仪概述、医护人员职业形象美、医护人员的仪容礼仪、医护人员的服饰礼仪、医护人员的姿态礼仪、医护人员的人际交往礼仪和医护人员的接待礼仪等方面的重难点知识；下篇人际沟通学习笔记分为七个部分，梳理了人际沟通、语言沟通、非语言沟通、护理工作中的人际沟通、医疗工作中的人际沟通、日常生活中的人际沟通及沟通技巧等方面的重难点知识。本书力求内容系统、全面，又能突出重点、难点，每章后辅以名词解释、填空题、简答题、案例分析题及与护士执业资格考试对应的选择题进行复习和演练备考，为教师教学和学生学习提供便利。

　　由于编者的专业能力和学术水平有限，书中如有疏漏之处，恳请读者谅解并惠予指正。

编　者

2016 年 1 月

目　　录

上篇　护理礼仪学习笔记

第一章

护理礼仪概述

【学习内容提炼，涵盖重点考点】

第一节　礼仪的起源与发展

一、礼仪的起源

礼仪的形成源于俗。在远古恶劣的自然环境和生活条件下，人们形成了群居的生活。在长期的群居生活中，这种祭神活动逐渐成为人们共同生活的习惯，此即为风俗，又称习俗。这种习俗经长期使用并统一规范，形成了礼。

★ 二、礼仪的发展

（一）远古时期礼仪

1. 萌芽时期　礼仪起源于原始社会时期晚期（大约旧石器时期）。

2. 草创时期　公元前1万年左右新石器时期，原始礼仪渐具雏形。

（二）奴隶社会礼仪

1. 形成时期　公元前21世纪至公元前8世纪的夏、商、周三代，中国由原始社会末期向早期奴隶社会过渡。礼仪被典制化，其内涵也得以扩充和完善，奠定了华夏礼仪传统的基础。

2. 发展、变革时期　春秋战国时期，相继涌现出孔子、孟子、荀子等思想巨人，提出了"礼治"、"仁政"、"隆礼"、"重法"等学说和主张，

★　代表重点内容，后同。

对古代中国礼仪的发展产生了重要而深远的影响，奠定了古代礼仪文化的基础。

（三）封建社会礼仪

公元前221年，秦王嬴政统一中国，"礼"逐渐演变至"礼仪"，其主要作用是维护社会的等级制度。

西汉时期，对封建礼仪制定影响最大的是叔权通和董仲舒。叔权通制定的礼制突出了尊君抑臣，区分出尊卑等级序列的要旨，而董仲舒提出了"三纲、五常"之说。这一学说成为封建伦理道德的准则。

宋代程颐、朱熹的"天理"论提出"三从、四德"的道德礼仪标准。

明清时期大力推崇礼教，制定了祭祖、祭天、祈年等仪式仪程，规范了"君臣之礼"、"尊卑之礼"、"交友之礼"等社会活动，礼仪日益完善。

（四）现代礼仪

1911年，清王朝土崩瓦解，孙中山先生和他的追随者破旧立新，用民权代替君权，用自由、平等取代宗法等级制；普及教育，废除祭孔读经；改易陋习，剪辫子，禁缠足等，从而正式拉开现代礼仪的帷幕。民国期间，西方的一些礼仪如握手礼等传入中国，开始流行于上层社会，后逐渐普及民间。

（五）当代礼仪

1949年新中国成立后，中国礼仪和礼学进入了一个崭新的历史时期。尊老爱幼、讲究信义、以诚待人、先人后己、礼尚往来等中国传统礼仪中的精华得到了继承和发扬，而现阶段"构建社会主义和谐社会"的奋斗目标将掀起礼仪建设的新高潮。

★三、礼仪的概念、特点

（一）礼仪的概念

礼仪是人们进行社会交往的行为规范与准则。礼仪，从广义上讲是一个时代的典章制度；从狭义上讲，是指人们在社会交往中由于受历史传统、风俗习惯、宗教信仰、时代潮流等因素的影响而形成的，既为人们所认同，又为人们所遵守，以建立和谐关系为目的的各种符合礼的精神及要求的行为准则或规范的总和。

通常，与"礼"相关的词有以下几种。

1. 礼貌　侧重于表现人的品质和素养。指在人际交往中，通过言语、动作向交往对象表示谦虚和恭敬。

2. 礼节　指人们在交际场合相互表示尊重和友好的惯用形式，是礼貌的具体表现方式。它与礼貌的相互关系是：没有礼节，就无所谓礼貌；有了礼貌，就必然有具体的礼节。

3. 礼宾　人们在社会生活中，以交流为目的，以交际为手段的一项社会活动统称为礼宾。对内称之为礼宾工作，对外称之为国际礼宾。

4. 礼俗　指人们在社会当中约定俗成的社会行为规范。

5. 礼制　指人们通过文字的设定，约束社会公民在某种特定情形下必须遵照的一种社会行为规范。

6. 礼仪　是对礼节、仪式的统称。指在人际交往中，自始至终地以一定的、约定俗成的程序、方式来表现的律己、敬人的完整行为。

礼貌是礼仪的基础，礼节是礼仪的基本组成部分。

（二）礼仪的特点

1. 共同性　社会的每个成员均离不开一定的礼仪规范的制约。在生活中，许多礼仪是不随人的意志为转移的，有很强的普遍性。

2. 传承性　礼仪文化的发展是一个扬弃的过程，一个剔除糟粕、继承精华的过程。

3. 差异性　不同的文化背景产生的礼仪文化亦不同。

4. 变异性　礼仪文化随着社会的发展而不断发展。

5. 时代性　礼仪具有浓厚的时代特色。

6. 限定性　礼仪主要适用于交际场合，适用于普通情况下一般的人际交往与应酬。在这个特点范围之内，礼仪肯定行之有效。离开了这个特定的范围，礼仪则未必适用。

四、礼仪的功能

1. 礼仪有助于塑造良好的社会形象。

2. 礼仪规范着人们的社交行为。

3. 礼仪有助于建设社会主义精神文明。

4. 礼仪有利于国人增强民族自尊心。

第二节 礼仪与医患的关系

一、医护礼仪的概念和特征

医护礼仪指的是建立在对患者的尊重、关心、理解、爱护的基础上，通过医护工作者的言谈、举止、表情、工作态度等，在临床工作实践中表现出来的一种美德和行为规范。

★二、礼仪与医患的关系

医生、护士职业形象的好坏直接影响到社会对医生、护士职业的评价，更直接反映了医疗水平的高低，同时也会影响患者的康复。通过对职业礼仪修养的培养及服务理念的教育，让医护人员了解自己在服务体系中的位置，全面掌握服务患者的应知应会。

（一）心理感应的关系

在医患交往的大多数场合，施礼并非纯粹的礼仪之举，而是附着于各类医疗工作来传情达意。患者也常常根据医护人员的礼仪以及自己受到的礼遇，来分析和判断其中折射出的对方的心态、情感和意向，从而产生一定的或接受或逆反的情绪体验。

（二）调节的关系

首先，行为调节作用体现在对交往者个人的印象整饰上。医护人员常常借助于施行礼仪调整自己的行为，以达到印象整饰的目的；服务对象也常常根据自己的直接观察和感受，评价护理质量以及自己所受的礼遇状态，调整自己在护患交往中的行为。

其次，行为调节作用体现在对医患、护患关系的调整、润滑和整合上。

第三节 医护人员学习礼仪的意义及方法

一、学习礼仪的意义

医护人员在接触患者的时候，为满足患者的身心健康要求，树立良好的职业形象就显得更为必要。医护人员学习必要的专业礼仪知识，培养良好的礼仪修养，利于在今后的工作中能够妥善地处理各种医患关系，使双方的关系更为和谐。

医护人员得体的举止、恰当的言谈等良好的礼仪行为会对服务对象的身心健康起到药物无法起到的效果。礼仪知识的学习与运用是培养医护人员良好的素质修养、造就坚强的意志与独立精神、树立良好专业形象的重要手段之一，同样也能使自己拥有一颗圣洁、仁爱的心灵。

二、学习礼仪的方法

1. 培养判断和观察能力。
2. 采取多种途径学习。
3. 进行规范性模拟训练。
4. 反复实践。

【模拟试题测试，提升应试能力】

一、名词解释

1. 礼仪   2. 医护礼仪

二、选择题

A_1 型题

1. 礼仪起源于（   ）

A. 原始社会　　B. 春秋战国　　C. 秦汉时期

D. 南北朝　　E. 奴隶社会

2. 我国古代礼仪的变革时期为（   ）

A. 夏商周　　B. 春秋战国　　C. 秦汉时期

D. 南北朝　　E. 奴隶社会

3. 我国封建社会时期的"三纲五常"一直被人们奉为日常行为的礼仪准则，它的提出者是（   ）

A. 老子　　B. 董仲舒　　C. 孟子

D. 王阳明　　E. 荀子

4. 在原始社会的礼仪中，_____礼仪最为突出（　　）

A. 婚姻　　　　　B. 丧葬　　　　　C. 敬神　　　　　D. 建筑

5. 言行的规范被称为（　　）

A. 礼仪　　　　　B. 礼节　　　　　C. 礼貌　　　　　D. 礼宾

6. 下列哪项不是礼仪的功能（　　）

A. 塑造形象　　　B. 沟通信息　　　C. 积蓄能量　　　D. 增进友谊

7. 下列哪项不是礼仪的特征（　　）

A. 规范性　　　　B. 传承性　　　　C. 限定性

D. 不变性　　　　E. 差异性

8. "十里不同风，百里不同俗"，其内涵为礼仪的（　　）

A. 遵守的原则　　B. 自律原则　　　C. 从俗的原则

D. 真诚的原则　　E. 平等的原则

9. 古人所云"己所不欲，勿施于人"其内涵为礼仪的（　　）

A. 遵守的原则　　B. 自律原则　　　C. 从俗的原则

D. 宽容的原则　　E. 平等的原则

10. 人与人相处是一门微妙的艺术，下列礼仪的基本原则中，_____应当是人与人相处的基本原则（　　）

A. 适度的原则　　B. 平等的原则　　C. 真诚的原则

D. 宽容的原则　　E. 自律原则

三、简答题

作为一名现代护理人员，学好和掌握护理礼仪并运用于护理工作实践中，有哪些现实意义？

（丁　勇）

第二章

医护人员职业形象美

【学习内容提炼，涵盖重点考点】

第一节　美 学 概 述

一、美学的概念

美学是一门研究美与审美及其本质和规律的科学。

二、美学的基本特征

1. 形象性　美的事物总是形象的、具体的。

2. 感染性　美的事物之所以具有感染力，最根本的原因就在于美的事物中包含着一种令人愉快、喜爱的东西。

3. 功利性　指美的事物具有某种对人类有益的实用价值的特征。美的功利性并不局限在它的实用上、经济上，更多的是精神上的愉悦。开阔了视野，舒展了性情，启发了思想。

4. 社会性　美具有社会属性。一方面美来源于社会实践；另一方面表现在它的社会效用上，人类之所以需要美、追求美，不仅在于经济实用，还在于精神上的满足。

第二节　护 理 美 学

一、护理美学的概念

护理美学是将美学基本理论应用于护理实践的一门科学。护士以纯洁无私的精神投身于烦琐的工作，护理工作中饱含着美的韵律。

★二、护理美学的规则

1. 养成良好的坐、站、行姿态

（1）坐姿：端正、娴雅自如、稳重大方的坐姿显示出护士的静态美。

（2）站姿：挺拔向上、舒展俊美、亭亭玉立的站姿展示护士挺拔俊秀。

（3）走姿：协调、稳健、轻盈、充满活力的步态走出护士的动态美。

2. 创造安全、舒适、和谐与统一的护理环境

（1）安全：护理人员应设法确保患者安全的要求，包括：正确执行医嘱、严格查对制度、加强各项安全防护措施。

（2）洁静、舒适：护理人员应注意保持病区的整洁、安静、舒适，这样可消除患者心理上的焦虑和不安。

（3）和谐与统一：医护间、护士间应相互支持，共同参与为患者服务。医疗环境处处都要体现整齐、和谐，使形式和内容统一起来，使患者在其中心情愉快，唤起其对生活的热爱。

3. 具有娴熟、精确的操作美

护理技术的精美体现在轻柔、娴熟、精确、细致。

（1）轻柔：护理人员在基础护理、专科护理中都应注意"四轻"，即说话轻、走路轻、关门轻、操作轻。

（2）娴熟：各项护理技术均达到运用自如，即动作敏捷、轻巧、协调、富于美感。

（3）精确：护理工作是一门科学，每一环节都存在精确美。

（4）细致：护理人员做每一件事都应做到精细、美观。

4. 学习人文科学知识，提高审美能力。

第三节　医护人员的职业道德与素质

★一、高尚的医德

医德指医护人员的职业道德，是医护人员必须遵守的准则和规范。它必须以正确的人生观、价值观及世界观为基础，确立医护人员的职业道德和行

为规范。

（一）医德包含的内容

1. 热爱本职，各尽职责。

2. 尊重患者，一视同仁　尊重患者体现在三个方面：①尊重患者的生命；②尊重患者的人格；③尊重患者的权利。

3. 廉洁奉公，遵纪守法　一要加强医德修养；二要加强法制观念；三要自觉接受各方面的监督；四要爱护公共财产。

4. 救死扶伤，防病治病　①正确认识医疗道德责任和服务范围；②加强医德修养业务学习；③掌握为人民服务的过硬本领。

（二）护士的护理道德

1. 热爱事业，立志献身。

2. 举止端庄，态度和蔼。

3. 认真负责，任劳任怨。

4. 互学互尊，团结协作。

二、精湛的技术

1. 要有严谨的科学态度　医护人员要做到操作规范，行为严谨，审慎地对待每一项医疗护理工作。

2. 掌握精湛的医术。

3. 培养敏锐的观察能力及判断力　护理人员要具备对常见病、多发病的观察能力；具备对危重患者的判断力及应急处理能力；不轻易放过任何细微变化，尤其对诊断不清的病症，其分泌物、排泄物要仔细观察，必要时送检，并及时与医生联系，给予及时处理。这是医护人员不可缺少的良好专业素质。

4. 恪尽职守，尽心尽职　精湛的技术是建立在恪尽职守、为患者尽心尽职的基础之上的。

三、良好的个人素质

"素质"，从狭义上讲是指人的先天的解剖生理特点，主要是感觉器官和神经系统方面的特点。从广义上讲则是人的生理、心理、智能、知识等方面的基本特征。医生的素质必须具备医疗专业特点，护士的素质必须具备护理专业特点。

（一）医生的良好素质

现代医学的飞速发展对医生的自身素质提出了更高的要求。不仅应具备政治素质、职业素质、专业素质和身体心理素质，更应注重以下三方面，即坚实的基本功、良好的医德与科学思维。

（二）护理人员的良好素质

1. 身体素质　护理人员应坚持锻炼身体，保持身体健康，还要注意体能与体形的保持。适宜的体形不仅能给患者以美感，而且有利于顺利完成各项护理任务。

2. 心理素质　护士应具备自信开朗、稳定豁达的性格特点。使自己始终保持乐观、向上、稳定的情绪状态。

3. 专业素质　护士要熟练掌握各项护理操作技术，做到"得心应手"。

这些素质中高尚的道德品质是核心，精湛的技术是基础，身体心理素质是载体，各种素质相互渗透、相互促进。

第四节　医护人员职业形象美的表现形式

医护人员的职业形象美包括外在美与内在美。外在美主要指医护人员的容貌、形体、服饰、行为举止等给人以美感享受；内在美主要指医护人员美好的心灵、善良的行为及高尚的情感与情操。

★一、语言美

语言美主要表现在以下几方面。

（一）语言贴切，礼貌谦虚

护理人员要把患者当成自己的父母、兄弟、姐妹，这样流露出的话语才会感情丰富，使人倍觉温暖与体贴。

医护人员讲话速度还要注意快慢适中，不要过快，避免连珠炮式的讲话，并且语态专注，讲话时要看着对方，不要东张西望或随便摆弄衣角、头发、指甲等。

（二）称呼得体，表达清晰

医护人员对患者得体的称呼可表现出对患者的尊重。对患者的称呼可视年龄、职业的不同而不同，不能以床号代姓名。言语表达时语句要清晰，措辞准确达意，不用或少用医学术语，做到言简意明，通俗易懂。

（三）富于情感，注意保密

护理人员要用高尚的情操唤起患者对美好生活的渴望，将爱心、关心、同情心和真诚相助的情感融化在语言中。

保密是对医护人员特殊职业的道德要求。具体包括两个方面：一是护士应保守医疗秘密，不告诉患者不利于病情康复的有关诊断及预后，尽量减少他们的精神压力；二是护士要言语谨慎，不要随便泄露患者的隐私，对患者不愿陈述的内容不要追问。

★二、仪态美

仪态是指人在行为中的姿势和风度。

（一）举止

医护人员在工作中的举止包括站姿、坐姿、行姿、蹲姿、鞠躬、握手、手势、各种操作动作等方面。

举止文雅是一个人的行为适度、大方、稳重。护士的举止要落落大方，面部笑容适度自然，谈吐礼貌，温文尔雅。不随便偎依桌边或床边，不涂香味浓郁的化妆品和佩戴闪光发亮的装饰品；不随地吐痰、当众擦鼻涕，不粗言恶语伤人；作风正派，切忌嬉笑打闹，这样才能使患者感到可亲可信。

（二）形态

形态指人的身体姿态，医护人员饱满的精神、亲切的目光、高雅的举止、和蔼的态度，使患者获得真诚、温暖、信赖的美感，有利于促进疾病的好转或康复。相反，医护人员懒散拖沓、举止轻浮、神情冷漠，即使有娴熟的诊疗技术，也难于取得良好的医疗效果。

仪态美是长期培养磨炼的结果。护理人员只有积极进取、热爱生活、自信、自尊才会拥有真正的仪态美。

【模拟试题测试，提升应试能力】

一、名词解释

1. 美学　　2. 举止　　3. 医德　　4. 仪态

二、选择题

A₁型题

1. 良好的语言能给患者带来精神上的安慰，体现了语言的（　　　）

A. 广泛性　　　　B. 保密性　　　　C. 规范性　　　　D. 情感性

2. 护士在交谈时，要注意语言的准确性。下面哪项没有注意语言的准确性（　　）

A. 发音准确　　　B. 语速适度　　　C. 内容简明　　　D. 常使用土语

3. 护士在工作岗位上的行姿，用下列哪个形容词形容最贴切（　　　）

A. 稳健有力　　　B. 端庄优雅　　　C. 轻盈敏捷　　　D. 风姿绰约

4. 护士语言得体文明能优化护患关系，下列情况没有做到语言得体文明的是（　　　）

A. 用床号称呼患者　　　　　　B. 护理时使用商量的口吻

C. 对不配合的患者耐心引导　　D. 所有患者一视同仁

5. 保守医疗秘密和患者的隐私，具体内容通常为（　　　）

A. 保守医疗秘密，有权泄露患者的隐私

B. 不保守医疗秘密，无权泄露患者的隐私

C. 泄露隐私前要告知患者

D. 保守医疗秘密，无权泄露患者的隐私

（丁　勇）

第三章

医护人员的仪容礼仪

【学习内容提炼，涵盖重点考点】

医护人员的仪容包括三个方面：一是仪容自然美；二是仪容修饰美；三是仪容内在美。三者应高度统一，仪容的内在美是最高境界，仪容的自然美是人们的心愿，而仪容的修饰美则是仪容礼仪关注的重点。

修饰仪容的基本原则是美观、整洁、卫生、得体。

第一节　医护人员的头面仪容

一、头发

（一）护发

保护头发要从梳理、按摩、洗发、养护等几个方面入手。

1. 梳理　正确的梳头方法：头顶和后面的头发从前发际开始由前向后梳理；两边的头发向左右两边梳。梳头时要从发根慢慢梳理至发梢，防止用力拉扯，使头发拉断脱落。注意梳子要保持清洁，防止传染疾病。

2. 按摩　按摩的方法是：伸开十指沿着发际线由前额向头顶，再由头顶到脑后，呈环状揉动；然后再由两鬓向头顶按摩。按摩时用力需均匀，要使头皮在手指的揉动下自然地活动。

3. 洗发　要养成周期性洗发的习惯。洗发前先将头发梳通理顺，再将头发打湿，倒上适量的洗发剂，用手指轻揉全部头发，尤其是发根部分，要仔细揉洗，洗发时可做头皮按摩，揉洗完后将泡沫冲洗干净。最后用毛巾擦干头发，用吹风机吹干或自然风干即可。

4. 养护   在日常生活中应注意头发养护，使其免受不良刺激，使头发保持健康秀美。

（二）美发

1. 烫发   医护人员烫发，要根据自己的发质、年龄、职业，选择适合自己的发型。

2. 染发   作为医护人员，染发应以自然黑发为主，不提倡将头发染成其他颜色。

3. 做发   从事护理工作的女性其发型基调应是活泼开朗、朝气蓬勃、干净利落、端庄秀气。要求做到：头发梳理整齐，前不过眉，后不过领，短发不超过耳下 3cm，长发盘成发髻，固定头发的头饰或发网应素雅端庄。

男护士要不留长发，不剃光头。

4. 假发   头发有先天或后天缺陷者，均可选戴假发。选择假发，一是要使用方便；二是要自然逼真，不可矫揉造作，过分俗气。

★二、面容

（一）眼部

修饰眼部时要注意：

1. 保洁   首先及时清除眼睛的分泌物；其次如果眼睛患有传染病，则应自觉回避社交场合，以免失礼于人。

2. 修眉   若感到自己的眉形刻板或不雅观，可根据个人的具体情况选择适合自己的眉形进行修饰，以自然为好。

3. 眼镜   戴眼镜不仅要美观、舒适、方便、安全，而且还应随时对其进行揩拭和清洗。在公众场合，特别是医护人员在工作期间不能戴太阳镜，以免给患者以拒人千里之外的感觉。

（二）耳部

医护人员耳部的修饰要求注意两点：

1. 卫生   注意清除耳垢。

2. 耳毛   有些人耳毛长得较快，甚至会长出耳朵之外，要及时进行修剪，勿任其自由发展，随意飘摇，失敬于人。

（三）鼻部

鼻子的修饰也需注意两点：

1. 清洁　平时应注意鼻腔清洁，不要让异物堵塞鼻孔，确保鼻孔通畅，不要随处吸鼻子、擤鼻涕、在人前人后不时掏挖鼻孔。

2. 鼻毛　医护人员在工作前，勿忘检查一下鼻毛是否长出鼻孔之外。一旦出现这种情况，要及时进行修剪，不要置之不理，更不要当着人去拔，这样既不文雅，也不卫生。

（四）口部

口部的修饰应注意四点：

1. 护齿　牙齿洁白、口腔无异味是对护理人员的基本要求。要注意以下几点：①每天定时刷牙；②经常用爽口液、牙线或洗牙等方式保护牙齿；③在上班或应酬之前忌食气味刺鼻的东西；④平时多吃蔬菜、水果和纤维含量高的谷物食品，不吸烟、不喝浓茶，以免牙齿变黄变黑；⑤进餐时闭嘴咀嚼，不可在人前露出满口牙齿，发出很大声响，进餐后如要剔牙，应用手或餐巾掩盖，切不可当众剔牙。

2. 异响　人体发出的特殊声响，如咳嗽、哈欠、喷嚏、吐痰、清嗓、吸鼻、呃逆等都是不雅之声，医护人员在工作场合是不应该出现的。

3. 剃须　作为医护人员，若无特殊宗教信仰和民族习惯，最好不要蓄须，要及时修剃。

4. 护唇　女护士在干燥季节用一点浅色唇膏，不仅能防止嘴唇干裂，而且还会显得更精神、自信。

（五）颈部

修饰颈部，首先要防止颈部皮肤过早老化而与面容产生较大反差；其次颈部要保持清洁卫生，避免脸面清洁干净而后颈、耳后藏污纳垢，形成明显对比。

★三、医护人员的职业淡妆

医护人员化妆需要注意两个方面：一是要掌握原则；二是要注意禁忌。

（一）医护职业淡妆的特征

医护职业淡妆既要给人以深刻的印象，又不允许显得脂粉气十足。端庄、简约、清丽、素雅，具有鲜明的立体感是医护职业淡妆的特征。

（二）医护职业淡妆的实施原则

1. 美观。
2. 自然。
3. 得体。
4. 协调。

（三）化妆的禁忌

1. 勿当众化妆。
2. 勿在异性或患者面前化妆。
3. 勿化浓妆。
4. 勿使妆面出现残缺。
5. 勿借用他人的化妆品。
6. 勿评论他人的妆容。

四、快速完成医护人员职业淡妆

（一）妆前准备

1. 个人　束发、洁肤、抹隔离霜。
2. 化妆品　粉底、眼影粉、眼线笔、睫毛膏、眉笔、唇线笔、腮红、口红。
3. 化妆工具　粉扑、眼影棒、睫毛夹、美容刷。

（二）施妆过程

1. 抹粉底　取与肤色较接近的粉底少许，均匀涂遍整个面部、眼睑、唇部、颈部、耳部，用海绵轻轻擦拭一下，可使粉底和皮肤更好地融合在一起，用海绵将粉底轻轻地压在脸上，慢慢转动，要做好从脸部到颈部再到发根的过渡，使各部分颜色自然一体，不要突兀。

2. 描眉毛　将眉毛梳理整齐，顺其生长方向描画，眉头较重，眉尾处渐淡，最后用眉毛刷顺眉毛生长方向刷几下，使眉形自然、圆滑。

3. 涂眼影　眼睑边缘的颜色应深一些，颜色的起点应放在眼睑中央而不是内眼角，从眼睑中央逐渐向外眼角加深，再用眼影扫上剩余的颜色抹内眼角，使整个眼睑色彩均衡。

4. 画眼线　用示指和中指先将眼睑处的皮肤绷紧，用眼线笔在上眼睑与睫毛交接处画眼线，淡妆时可稍细一些，下眼线只画外 2/3。

5. 刷睫毛　用睫毛夹将平直的睫毛压弯，这样睫毛尖端就会略往上卷曲，然后刷上睫毛油。

6. 涂口红　用唇线笔画好唇廓，在唇廓内涂上唇膏，唇膏颜色应与服装与妆面相协调。

7. 抹腮红　抹在微笑时面部形成的最高点，并向耳朵上缘方向晕开。

8. 定妆　用粉扑蘸上干粉轻轻地、均匀地扑到妆面上，扫掉浮粉。

（三）妆后检查

检查左右是否对称、过渡是否自然，检查整体与局部是否协调、完美。

第二节　医护人员的表情魅力

健康的表情留给人们的印象是深刻而美好的，它是优雅风度的重要组成部分。构成表情的主要因素是眼神和笑容。

★一、眼神

（一）眼语的构成

眼语的构成一般涉及时间、角度、部位、方式、变化五个方面。其中，时间是交往双方相互注视的时间长短；角度是目光发出的方向；部位是在人际交往中目光所及之处；方式是在社交场合注视他人的方式；变化是在人际交往中，注视对方时眼皮的开合、瞳孔的变化、眼球的转动、视线的交流等。

★（二）眼语的应用

1. 时间　注视对方时间的长短。在交谈中，听的一方通常应多注视说的一方。

（1）表示友好：若要表示对患者关心，则注视对方的时间应占全部相处时间的1/3左右。

（2）表示重视：若要对患者表示关注，则注视对方的时间应占全部相处时间的2/3左右。

（3）表示轻视：若注视患者的时间不到全部相处时间的1/3，往往意味着瞧不起对方或对他不感兴趣。

（4）表示敌意或兴趣：若注视患者的时间超过全部相处时间的2/3以上，则表示不喜欢对方或对他抱有敌意。还有另一种情况，如果面对的是异性患者，每次目光对视不应超过 10 秒钟，长时间目不转睛注视对方是失礼的表现，易引起误会。

2. 角度　在注视他人时，目光的角度是关系到与交往对象亲疏远近的一大问题。

（1）平视：即视线呈水平状态，也称为正视。一般适用于在普通场合与身份、地位平等的人进行交往。

（2）侧视：是平视的一种特殊情况，即位居交往对象一侧，面向对方，平视看对方。若不面向对方，则称之为斜视，是很失礼的。

（3）仰视：即抬头向上注视他人，以此表示尊重、敬畏。

（4）俯视：即低头向下注视他人，可表示对晚辈的宽容、怜爱，也可表示对他人的轻蔑、歧视。医护人员应尽可能与患者保持目光平行，即平视。与患儿交流时可采用蹲式、半蹲式；与卧床患者交流时可采用坐位或身体尽量前倾，以降低身高，避免俯视。

3. 部位　允许注视的常规部位有：

（1）胸部以上至额头为安全区，给对方以安全、稳重的感觉，但与对方谈论重要事情时，要以平视的目光注视对方的双眼。

（2）腰部以下为隐蔽区，眼神如一直在这个区域打量会给对方带来不安。

（3）身体以外为敏感区，尤其头顶，交谈时眼睛在对方体外不停张望，会让对方感觉你目中无人。

医护人员在与患者交往时要注意：咨询病情时，应注视对方双眼，表示重视对方，但时间不宜过久，这称为关注型注视；观察病情时，没有局限于哪个区域，在观察隐蔽区的时间不能太长（手术治疗除外）。

4. 方式

（1）直视：即直接注视交往对象，它表示认真、尊重，适用于各种情况。若直视他人双眼，则称为对视。对视表明自己大方、坦诚，或是关注对方。

（2）凝视：是直视的一种特殊情况，即全神贯注地进行注视，用以表示专注、恭敬。

（3）盯视：即目不转睛，长时间地凝视某人的某一部位。它表示出神或挑衅，故不宜多用。

（4）虚视：是相对于凝视而言的一种直视，其特点是目光不聚焦于某处、眼神不集中。它多表示胆怯、疑虑、走神、疲乏，或是失意、无聊。

（5）扫视：即视线移来移去，注视时上下左右反复打量。它表示好奇、吃惊，不可多用，对异性尤其禁用。

（6）睨视：又称鄙视，即斜着眼睛注视。它多表示怀疑、轻视，一般忌用。与初识之人交往时，尤其应当忌用。

（7）眯视：即眯着眼睛注视。它表示惊奇、看不清楚。此种方式不美观，故也不宜采用。

（8）环视：即有规律地注视不同的人员或事物。它表示认真、重视。适用于同时与多人打交道，表示自己"一视同仁"。

（9）他视：即与某人交往时不注视对方，反而望着别处。它表示胆怯、害羞、心虚、生气、无聊或没有兴趣。它给人的感觉往往是不太友好，甚至会被理解为厌烦、拒绝。

（10）无视：即在人际交往中闭上双眼不看对方，又称闭视。表示疲惫、反感、生气、无聊或没有兴趣。

医护人员对患者一般使用直视居多。

5. 变化　在人际交往中，目光、视线、眼神都是时刻变化的。主要表现为以下几方面。

（1）眼皮的开合：人的内心情感变化会使其眼睛周围的肌肉进行运动，从而使眼皮的开合也产生改变，如瞪眼、眯眼、闭眼等。

（2）瞳孔的变化：往往不由自主地反映着人们的内心世界。若突然变大，发出光芒，目光炯炯有神时，表示惊奇、喜悦、感兴趣；若突然缩小，双目黯然无光，则表示伤感、厌恶、毫无兴趣。

（3）眼球的转动：若眼球反复转动，表示在动心思。若悄然挤动，则表示向人暗示，视线交流在人际交往中表示特殊意义，其一，可表示爱憎；其二，可表示地位；其三，可表示补偿；其四，可表示威吓。它的具体做法应因人、因事而异。

（三）眼语的注意事项

医护人员面对的是患者，目光应坦然、亲切、真诚、和蔼、有神，交谈时注视对方，不应该躲闪或游移不定，整个谈话过程中目光要专心、温和、充满热情，诸如冰冷、呆滞、轻蔑、惊慌、敌视、左顾右盼等都应避免，更不要对患者上下打量，挤眉弄眼。还应注意以下几点。

1. 不用鄙夷的眼神。
2. 只盯物体，不盯人。
3. 慎用"眯眼"。

★ 二、笑容

（一）笑的种类

1. 含笑　不出声、不露齿，仅是面含笑意，表示接受对方，待人友善。其适用范围较为广泛。

2. 微笑　眼神温和，嘴角部向上移动，略呈弧形，但牙齿不会外露。表示自信、充实、会意、友好，其适用范围最广。

3. 轻笑　嘴巴微微张开一些，上齿显露在外，眉毛上扬，不发出声响。它表示欣喜、愉快，多用于会见亲友、向熟人打招呼，或是遇上喜庆之事的时候。

4. 浅笑　是一种特殊的轻笑。表现为笑时抿嘴，下唇大多被含于牙齿之中。它多见于年轻女性表示害羞之时。

5. 大笑　嘴巴大张，呈现为弧形；上下牙齿都暴露在外，并且张开；口中发出"哈哈哈"的笑声，肢体动作不多。多见于开心时刻，尽情欢乐，或是高兴万分。

6. 狂笑　是一种在程度上最高、最深的笑。特点是：嘴巴张开，牙齿全部露出，上下牙齿分开，笑声连续不断，肢体动作很大，往往前仰后合、手舞足蹈等。它出现于极度快乐、纵情大笑之时。

（二）笑的本质

微笑最受欢迎。它是最自然、最大方、最富吸引力、最有价值、最为真诚友善的笑。它可以展示出以下几个方面的心态和素养：

1. 心境良好。
2. 充满自信。
3. 真诚友善。
4. 乐于敬业。

（三）笑的方法

不同的笑容，有不同的方法。笑的共性在于：面露喜悦之色，表情轻松愉快。笑的个性则在于：具体的眉部、唇部、牙部、声音彼此之间的动作、配合往往不尽相同。

（四）笑的注意事项

1. 声情并茂。
2. 气质优雅。
3. 表现和谐。

（五）笑的禁忌

1. 假笑。
2. 冷笑。
3. 怪笑。
4. 媚笑。
5. 怯笑。
6. 窃笑。
7. 狞笑。

三、医护人员工作中的表情流露

医护人员的表情变化对患者来说非常敏感，对患者的心理、生理都会产生很大的影响，所以医护人员一方面要处处训练自己的表情友好、热情、自然、轻松，给患者留下良好的印象；另一方面还要特别注意观察、鉴别患者的表情，了解他们的心理活动，及时给予心理治疗和护理。

第三节　医护人员的身体修饰

一、手臂

（一）手掌

手掌的修饰重点有以下两方面：①手臂清洁；②指甲清洁。

（二）肩臂

社交礼仪要求，在非常正式的活动中，人们的手臂，尤其肩部，不应当暴露在衣服之外。医护人员更不宜穿着无袖装工作，这是修饰手臂最重要的一点。

二、腋毛

在他人面前，尤其在外人或异性面前，腋毛是不应当被对方看见的，它属于不雅观的"个人隐私"。女士特别要注意这一点。医护人员由于工作的特殊性，着装较严谨，一般不会露出腋毛。

三、腿部

修饰腿部重点应当注意以下两个部位。

（一）脚部

1. 严禁裸露　正式场合，脚部严禁裸露。医护人员不能打赤脚，穿的鞋以白色或乳白色平跟或小坡跟且能防滑为宜，鞋跟不要钉钉，防止走路时发出响声，应做到舒适、方便、美观。

2. 保持清洁　保持脚部的卫生，鞋子、袜子要勤换，不要穿残破有异味的袜子，不要在他人面前脱下鞋子，更不要脱下袜子搔抓脚部。这类不良行为均有损医护人员的形象。

（二）腿部

在正式场合，男士着装不宜穿短裤，暴露腿部。女士在正式场合可以穿长裤、裙子，但不得穿过于暴露的超短裙。医护人员在工作中穿的裙装切忌暴露于工作服之外，并应配上肉色或浅色的长筒袜。无论是长袜还是短袜，袜口均不能露在裙摆或裤脚之外。

【模拟试题测试，提升应试能力】

一、名词解释

1. 仪容　　2. 表情

二、选择题

A_1 型题

1. 护士对患者的面容表情礼仪是以_____为基础的（　　　）

A. 对患者是否有好感　　　　　　B. 职业道德情感

C. 公德心　　　　　　　　　　　D. 道德与感情

2. 身材矮小者，在发型方面宜选择的是（　　　）

A. 直短发　　　　B. 披肩长发　　　C. 蓬松发

D. 烫发　　　　　E. 复杂发型

3. 在人际交往中，适用范围最广的笑容是（　　　）

A. 含笑　　　　　B. 微笑　　　　　C. 轻笑　　　　　D. 浅笑

4. 面容表情常常能显示内心的心理活动，你认为对表达忧伤最重要的是（　　　）

A. 眼睛　　　　　B. 口部　　　　　C. 手　　　　　D. 鼻子

5. 关于化妆的说法正确的是（　　　）

A. 化妆可以扬长但无法避短

B. 化妆需要根据个人喜好，无"法"可依

C. 护士不应在患者面前化妆

D. 当发现别人的化妆不合适时应随时给予指正

E. 护士不能化妆上班

6. 修饰眉毛时，选择眉笔的颜色应为（　　　）

A. 黑色　　　　　B. 咖啡色

C. 灰色　　　　　D. 接近自己头发的颜色

7. 眼语也是一种富有表现力的"体态语"，其构成不包括（　　　）

A. 注视时间　　　B. 注视角度　　　C. 注视对象　　　D. 注视部位

8. 在人际交往中，注视对方的时间不到相处时间的1/3，往往意味着对交往对象的（　　　）

A. 重视　　　　　B. 轻视　　　　　C. 敌视　　　　　D. 友好

9. 关注型注视，其注视部位为（　　　）

A. 双眼　　　　　B. 额头　　　　　C. 眼部到唇部　　D. 眼部到胸部

10. 社交型注视的注视范围是（　　　）

A. 注视对方额头至双眼位置　　　　B. 注视对方双眼至唇部

C. 注视对方双眼至胸部　　　　　　D. 注视对方双眼至腰部

11. 护士和患儿进行交流时可采用蹲式或半蹲式，眼神采用（　　　）

A. 平视　　　　　B. 俯视　　　　　C. 仰视

D. 侧视　　　　　E. 以上均可以

12. 你认为护士工作妆中口红的颜色不应当是下列描述中的（　　　）

A. 浅色 B. 透明色 C. 色泽鲜艳 D. 鲜艳度低

13. 护士的仪容是护士与患者进行交往的第一步印象，你认为下面关于护士仪容的描述不恰当的是（　　）

A. 健康端庄的面容 B. 自然传情的表情

C. 迷人美丽的长发 D. 恰到好处的修饰化妆

14. 护士得体的仪容应在下列哪种程序中保持（　　）

A. 操作前 B. 操作中

C. 操作后 D. 操作前、操作中和操作后

三、简答题

简述医护职业淡妆的实施原则和禁忌。

（潘建英）

第四章

医护人员的服饰礼仪

【学习内容提炼，涵盖重点考点】

第一节　医护人员的着装

★一、着装的基本原则

每一个人的着装，应根据自己的个性、爱好、情趣、体形等选择适当的服饰，扬长避短，以期通过服装来再现自我，展现自己的修养与品位。

★（一）TPO 原则

TPO 原则是世界上流行的一个着装协调的国际标准的简称。所谓 TPO，是英文 time、place、object 三个单词的缩写字母。T 指的是时间，泛指早晚、季节、时代等；P 代表地点、场合、位置、职位；O 代表目的、目标、对象。TPO 原则是指人们的穿着打扮要力求与着装的时间、地点、目的协调一致。

1. Time 原则

（1）符合时间的差异：注意白天和晚上不同的穿着。

（2）季节的时令：即与季节交替相适应，不能冬衣夏穿和夏衣冬穿。

（3）富有时代特色：即要把握顺应时代的潮流和节奏，既不太超前，也不能滞后。

2. Place 原则

（1）与地点相适应：不同的国家、地区，因其所处地理位置、自然条件、开放程度、文化背景、风俗习惯不同，着装也不同。

（2）与环境相适应：在不同的环境，如室内与室外、闹市与农村、国内与国外、单位与家中等，其着装理所当然是有所不同的。

（3）与场合相适应：这主要是指上班、社交、休闲三大场合。不同的场合，要考虑穿不同的着装相协调。

3．Object 原则　指着装要适应自己扮演的社会角色。人们的着装往往体现了一定的意愿，是有一定的预期的。

（二）适体性原则

1．与年龄相适宜。

2．与肤色相适宜。

3．与体型相适应。

4．与职业身份相适宜。

（三）个体性原则

穿衣要有个性，要穿出自己的特点来。

着装要坚持个性，有两层含义：第一，要兼顾自身的特点，做到"量体裁衣"，扬长避短；第二，创造并保持自己独特的风格，同时兼顾大众的审美观，在条件允许的情况下，着装在某些方面应当与众不同。

（四）整体性原则

着装整体性要重点注意两个方面：①恪守服装本身约定俗成的搭配；②体现着装整体美的风格。

（五）适度性原则

无论在修饰程度、数量、技巧上，都要把握分寸，自然适度，追求雕而无痕的效果。做到：①修饰程度适当；②修饰数量适度；③修饰技巧适宜。

（六）配色原则

根据礼仪的需要和自身的特点，选择适当的服装色彩并进行合理搭配，是美化着装的一个重要手段。

1．颜色的象征　黑色象征神秘、寂静而富于理性；白色象征纯洁、明亮、高雅；大红象征热情、炽热、喜庆、吉祥；粉红象征柔和、娇嫩、温存；紫色象征高贵、华丽、稳重；黄色象征希望、明丽、朝气；绿色象征生命、活力；深蓝象征自信、沉静；浅蓝象征清爽、文静；褐色象征谦和、亲切。

2．色彩的冷暖　①暖色：给人温暖、热烈、兴奋之感，如红、黄、橙等；②冷色：给人以清爽、平静、抑制之感，如蓝、黑、绿、白等。

3．色彩的搭配原则　①统一法：根据色彩明暗的不同来搭配，即把同一颜色按照深浅不同进行搭配，造成一种统一、和谐的美感。②调和法：用相近的颜色搭配，即色谱上相邻的色的搭配。③对比法：用互相排斥的对比色来搭配，形成鲜明的反差。④呼应法：即配色时在某些相关部位刻意采用同一种色彩，以便使其遥相呼应，产生美感。⑤陪衬法。

4. **色彩的选择**　服装配色以整体协调为基本原则，全身着装颜色搭配最好不要超过三种颜色，而且以一个颜色为主色调，颜色太多会显得乱而无序、不协调。颜色的搭配应注意和季节的吻合，还要考虑个人的肤色、体型、年龄。

★二、正式场合着装的基本要求

正式场合一般建议男士选择西装或中山装，女士选择裙装或民族服装，以套裙为最佳。

（一）男士西装的着装规范

1. **穿着合体**　具体要求有：西装上衣的长短以平行于下垂手臂的虎口为宜，领子应紧贴衬衫并低于衬衫领口 1cm 左右，袖长以达到手腕为宜，衬衫的袖长应比西装的袖子长出 1.5cm 左右，西装裤子要长短适宜，长度以裤管盖住皮鞋为佳，西装要整体平整洁净，裤线应笔挺。

2. **配好衬衫**　衬衣领口的尺寸要合体，领子、袖口要干净、平整、坚挺。衬衣的下摆必须塞在西裤里面，衬衣颜色的深浅应与西装的颜色成对比色，不宜选择同类色。正式礼服衬衫以白色为主，也可以是冷色，如青、灰、蓝等，不宜穿色彩鲜艳的格子或花色衬衣。

3. **领带的选择**　凡正式场合，穿西装必须系领带，否则会被视为失礼。

选择领带时要注意领带的颜色、图案应与西装、衬衣相协调，和场合一致。领带和西装一般可采用相近的协调色，也可以选用相反的对比色。还要注意领带的面料和质量，在条件允许的情况下尽量选择做工精良的丝质领带。

4. **配好鞋袜**　穿西服必须穿皮鞋，不能穿便鞋、布鞋和旅游鞋。皮鞋的颜色应以黑色、深棕色等深色皮鞋为宜，或与西装的颜色一致、协调，要略有鞋跟，并保持清洁。穿西装时要注意袜子的质地，以棉线袜为最好，袜筒不要太短，以中长筒为宜，同时袜子颜色还应选择与裤子、皮鞋类似颜色或较深颜色的袜子，保持和西装整体色彩相协调。

5. **西装的款式**　西装纽扣有单排、双排之分，纽扣系法也有不同的要求。双排扣西装应把扣子都扣好；单排扣西装一粒扣的，系上端庄，敞开潇洒；两粒扣的，只系上面一粒扣是洋气、正统，只系下面一粒是牛气，全扣上则显得非常正统，都不系敞开是潇洒、帅气；三粒扣的，系上面两粒或只系中间一粒都符合规范要求。

6. 其他要求　西装应熨烫平整。上衣口袋和裤子口袋里不宜放太多的东西。穿西装内衣不要穿太多，春秋季节只配一件衬衣最好，冬季衬衣里面也不要穿棉毛衫，可在衬衣外面穿一件羊毛衫。穿得过分臃肿会破坏西装的整体线条美。

（二）女士套裙的着装规范

1. 上衣　女士正装上衣讲究平整和挺括，穿着时要求纽扣应全部系上。女士正装搭配的衬衫以选择单色为最佳，色彩与所穿套裙颜色协调，衬衫的下摆掖入裙腰之内。

2. 裙子　女士正装裙子以窄裙为主，年轻女性的裙子下摆在膝盖以上 3～6cm，不可太短；中老年女性的裙子则应选择下摆在膝盖以下 3cm 左右。裙子里应穿着衬裙。

3. 衬裙　衬裙的色彩宜为单色，应注意线条简单、穿着合身、大小适度，绝不能长于外穿的套裙，也不能过于肥大。

4. 内衣　选择内衣最关键的是要使之大小适当，起到支撑和烘托女性线条的作用。

5. 鞋袜　与女士套裙配的鞋子可选择黑色或与套裙色彩一致的皮鞋。袜子应为尼龙丝袜或羊毛袜，以肉色、黑色、灰色等单色为佳。与套裙配套的鞋子宜为高跟、半高跟的船式皮鞋或盖式皮鞋，高筒袜与连裤袜是与套裙的标准搭配。

＊三、医护人员工作中的着装

（一）医护人员着装的基本原则

1. 在工作岗位上应穿工作服　工作服是职业和身份的象征，在工作中应根据职业需要和专业、分工的不同，着相应的服装。

2. 穿工作服要佩戴工作牌　工作牌是身份的象征，可用以约束自己的言行，也便于患者的辨认、问询和监督，应把工作牌端正地佩戴在左胸上方。

3. 工作服应整齐清洁　工作服应干净、平整、无皱、大方、合体，衣扣扣齐，长短适宜，袖至腕部，给人以整洁、干净、利落、明亮的整体美感，体现医护人员的尊严和责任，体现医护人员严格的纪律性和严谨的工作作风。

4. 正确佩戴口罩　医护人员在进行无菌操作与防护传染病时必须佩戴口罩。佩戴时应完全遮盖口鼻，四周无空隙。以吸气时口罩内形成负压为适宜松紧，达到有效防护作用。口罩每天都应清洗更换。

（二）护士着装的具体要求

1. 帽　护士帽有两种：燕帽和筒帽。戴燕帽以短发前不遮眉，后不及领、侧不掩耳为宜。长发要梳理整齐盘于脑后并用网罩将其罩起，发饰素雅、庄重；无论长发短发都要清洁无异味；燕帽应洁白平整无皱褶并能挺立；系戴应高低适中，戴正戴稳，距发际4～5cm；用白色发卡固定于帽后，以低头或仰头不脱落为度。戴筒帽前达眉睫，后遮发际，将头发全部遮盖，不戴头饰；缝封要放在后面，边缘要平整。护士帽反映了护士不落俗和高雅的气质；与护士的整体装束统一和谐。

2. 工作服　穿着时衣扣要扣齐、长短要适宜，以衣长刚好过膝、袖长至腕部为宜；腰部用腰带调整，宽松适度；不外露内衣，下着白衬裙或白裤；袖口清洁干净。

3. 鞋袜　护士鞋以白色或乳白色、平跟或小坡跟且能防滑为宜，鞋跟不要钉钉，防止走路时发出声响。根据不同的季节选择不同的袜子，护士袜宜穿肉色或浅色，袜口部不宜露在裙摆或裤脚外面。

4. 饰品　护士在工作中时不允许佩戴饰品，如戒指、手链及各种耳饰。为了工作需要，可佩戴专为护士打造的护士表，挂在左胸胸前，便于工作时掌握时间。

四、医护人员生活中着装的要求

1. 公务场合的着装　要求庄重、保守、传统，可穿制服、套装、套裙、工作服等。

2. 社交场合的着装　要求典雅、时尚、个性，可穿时装、礼服、民族服装，以及比较个性化的服装等。

3. 休闲场合的着装　要求舒适、方便、自然，可穿家居装、牛仔装、运动装、沙滩装等。

第二节　医护人员的佩饰

★一、饰物的使用规则

简单概括使用的规则就是：以少为佳、力求同色、争取同质、符合身份、扬长避短、搭配协调、遵守习俗。

1. 数量规则　要以少为佳。需要佩戴多种首饰时，一般不要超过 3 件。
2. 色彩规则　饰物色彩要求力求同色，不要五彩缤纷，让人眼花缭乱。
3. 质地规则　争取同质，即一次佩戴多种饰物的时候，所佩戴的饰物应质地相同、协调一致。
4. 身份规则　所选用的首饰一定要符合自己的身份。
5. 体型规则　在选用首饰的时候，应考虑自己的体型适合什么款式，达到扬长避短的目的。
6. 季节规则　佩戴首饰时，要注意与季节相吻合。金色、深色首饰适合冷季佩戴；银色、艳色首饰适合暖季佩戴。
7. 搭配规则　佩戴首饰一定要与服装相协调。
8. 习俗规则　佩戴首饰要遵守习俗，做到入乡随俗，尊重各民族的风俗。

二、常见的饰物及其佩戴方法

（一）戒指

一般戒指佩戴讲究戴在左手上，而且最好仅戴一枚，至多两枚。不同的手指戴法有不同的含义：①示指：无偶求爱；②中指：在热恋中；③环指：名花有主，已婚；④小指：终身不嫁（娶），独身主义。在不少西方国家，未婚少女的戒指是戴在右手中指上，修女则把戒指戴在右手环指上，表示把爱献给了上帝。

（二）耳环

佩戴耳环时要注意耳环与脸型、身材相协调，与服装的颜色和样式的搭配，与头型、年龄、场合的搭配也要相得益彰。

（三）项链

佩戴项链要注意与服装质感相配，还要注意项链的长短同领型、场合、服装的搭配。

（四）胸针

佩戴胸针要注意与衣服、发型、季节、场合的搭配。穿西装时，胸针应别在左侧领上；穿无领上衣时，应别在左侧胸前。发型偏左者，胸针应居右；反之亦然。

（五）围巾

围巾的选择与打法要与服饰相配。

（六）手链或手镯

一般情况下，手链应仅戴一条，并应戴在左手上；手镯则可以同时佩戴两只。手链、手镯一般不能同时佩戴。

（七）手表

在社交场合，佩戴手表通常意味着时间观念强，作风严谨。在正式场合，不管你的手表档次如何，要注意不要带失效表、广告表、卡通表等劣质表。

★三、医护人员在工作中饰物的佩戴

（一）与工作有关的饰物佩戴

1. 护士表　表是护士每天工作中常用的工具，用于生命体征的测量、药物的使用、输液滴数的计算等。护士表最好是佩戴在左胸前，表上配有短链，用胸针别好，或用胸卡别好。由于护士表盘是倒置的，低头或用手托起表体即可查看、计时。

2. 发卡　用于固定工作帽的非装饰性饰物。一般情况下，护士的燕帽需要发卡来固定，发卡的选择应是白色或浅色，左右对称地别在燕帽的后面，一般不外露。

3. 胸卡　是医护工作的身份证件，上岗要佩戴胸卡，并要注意保持整洁、干净。

（二）与工作无关的饰物的佩戴

原则是以少为佳，不戴为好。不宜留长指甲，工作岗位上不宜戴墨镜，不宜涂指甲油，戒指等影响操作的饰物最好不戴，尤其不能佩戴有吊坠、叮当作响、繁多庞杂的饰物，以免影响工作及破坏个人气质，使患者产生不良看法。

【模拟试题测试，提升应试能力】

一、名词解释

1. 服饰　　2. TOP 原则　　3. 正式场合

二、选择题

A_1 型题

1. 下列不属于 TPO 原则的是（　　）

A. 时间原则　　　　B. 地点场合原则

C. 得体原则　　　　D. 目的目标原则

2. 假若一位姑娘将戒指戴在小指上，表明（　　）

A. 想结婚或者求婚　　　　　　B. 正在恋爱

C. 已经结婚　　　　　　　　　D. 独身者

3. 穿着服装时，应注意服装色系和肤色的搭配，下列描述不正确的是（　　）

A. 肤色偏黑的人应避免穿过于黑暗的衣服

B. 肤色苍白、发青者，不宜穿粉红、浅黄的衣服

C. 肤色偏黄的人应该穿蓝色或浅蓝色上衣

D. 健美的肤色应当是白里透红、肤色光亮、富有弹性

4. 正确的燕帽佩戴方式是帽檐距发际（　　）

A. 1～2cm　　　B. 2～3cm　　　C. 3～4cm　　　D. 4～5cm

5. 下列关于着装适度性原则的描述中，叙述不正确的是（　　）

A. 一般服装的颜色搭配不超过 4 种颜色

B. 适当的款式应注重与周围环境的搭配

C. 装饰要有分寸，简繁得当

D. 首饰的佩戴以少为佳

6. 在服装穿着中，人们对服装色彩需要把握，你认为下列描述不正确的是（　　）

A. 人们一般讲究服装颜色上浅下深

B. 人们一般讲究服装颜色上深下浅

C. 体型胖的人应该搭配颜色具有收缩感的服装

D. 暖和的浅色可以使人看起来更加丰满

7. 男士西服单排扣有两个，在正式场合站立时，应（　　）

A. 只扣上边一个　　　　　　　　B. 只扣下边一个

C. 两个都扣上　　　　　　　　　D. 两个都不扣

8. 在服装的各种元素中，对人的刺激最快速而强烈的是（　　）

A. 色彩　　　　B. 款式　　　　C. 面料　　　　D. 搭配

9. 公务场合不适合的服装款式是（　　）

A. 套装　　　　B. 工作服　　　C. 运动服　　　D. 制服

10. 正式场合中，男士穿着正装的基本色彩一般为单色、深色，衬衫的颜色最好为（　　）

A. 白色　　　　B. 灰色　　　　C. 蓝色　　　　D. 棕色

11. 下面对护士鞋描述不正确的是（　　）

A. 要求样式简洁　　　　　　　　B. 也以平跟和浅坡跟为宜

C. 注意是否防滑　　　　　　　　D. 夏天可以光脚穿鞋

12. 下面对护士服穿着的叙述中不正确的是（　　）

A. 整体装束力求简洁端庄　　　　B. 注意与其他服饰的搭配协调

C. 应当同时佩戴胸牌　　　　　　D. 也裙子下摆可以超出护士服下摆

13. 下面关于领带夹位置的描述，你认为最准确的是（　　）

A. 夹在第一到第二颗纽扣之间　　B. 夹在第二到第三颗纽扣之间

C. 夹在第三到第四颗纽扣之间　　D. 夹在领带最中间

14. 护士在工作过程中，常常佩戴胸表，下面不是佩戴胸表主要原因的是（　　）

A. 方便读取时间　　　　　　　　B. 不易被污染

C. 保护自己　　　　　　　　　　D. 美观的需要

15. 女护士在工作中常不能佩戴各种首饰，但下列饰品可以佩戴的是（　　）

A. 戒指　　　　B. 耳坠　　　　C. 项链　　　　D. 手链

16. 戴首饰时数量上的规则是以少为佳，在总量上不应超过（　　）

A. 2 件　　　　B. 3 件　　　　C. 4 件　　　　D. 5 件

A_2 型题

17. 护士小刘今天要参加医院的院庆活动，要求穿深色西服套裙，小刘

应选择（　　　）

　　A. 穿短袜　　　　　　　　　B. 光腿

　　C. 穿彩色丝袜　　　　　　　D. 穿肉色连裤袜

18. 护生小莹，身高 158cm，体重 62kg，夏季应选择的服饰为（　　　）

　　A. 白色服装　　　B. 红色服装　　　C. 横条服装

　　D. 大格子衣服　　E. 紫色套裙

三、简答题

1. 医护人员在工作岗位上应遵循哪些着装原则？

2. 饰物的使用规则包括什么？

（潘建英）

第五章

医护人员的姿态礼仪

【学习内容提炼，涵盖重点考点】

第一节　医护人员良好的姿态

★一、手姿

（一）定义

手姿是人的两只手及手臂所做的动作，其中双手的动作是手姿的核心。手姿可以是静态的，也可以是动态的。由进行速度、活动范围和空间轨迹三部分构成。

（二）分型

1. 象形手势　即用来模拟物状的手势。
2. 象征手势　即用来表示抽象意念的手势。
3. 情意手势　即用来传递情感的手势。
4. 指示手势　即指示具体对象的手势。

（三）基本手姿

1. 垂放　①双手自然下垂，掌心向内，叠放或相握于腹前；②双手自然下垂，掌心向内，分别贴放于大腿两侧。它多用于站立之时。

2. 背手　多见于站立、行走时。其做法是双臂伸到身后，双手相握，同时昂首挺胸。

3. 持物　即用手拿东西。其做法多样，既可用一只手，也可用双手。但最关键的是拿东西时应动作自然，五指并拢，用力均匀。

4. 鼓掌　是用以表示欢迎、祝贺、支持的一种手势，多用于会议、演出、比赛或迎候嘉宾。其做法是右手掌心向下，有节奏地拍击掌心向上的左掌。

5. 夸奖　这种手姿主要是用以表扬他人。其做法是伸出右手，翘起拇指，指尖向上，指腹面向被称道者。

6. 指示　这是用以引导来宾、指示方向的手姿。即以右手或左手抬至一定高度，五指并拢，掌心向上，以其肘部为轴，朝向目标伸出手臂。

（四）禁忌手姿

1. 易于误解的手姿　两种：一是个人习惯，但不通用，不为他人理解的手姿；二是因为文化背景不同，被赋予了不同含义的手姿。

2. 不卫生的手姿　在他人面前搔头皮、掏耳朵、剜眼睛的分泌物、抠鼻孔、剔牙齿、抓痒痒、摸脚丫等手姿，极不卫生，也非常不礼貌，自然是不当之举。

3. 不稳重、失敬于人的手姿　双手乱动、乱摸、乱扶、乱放，或是折衣角、咬指甲等。

（五）常见手势语

1. 握手　几乎全球都以握手为欢迎对方的表示方式。

2. 挥手　其含义主要是向人打招呼或是告别。由于地区和习惯的差异，虽然表达的是同样的意义，但挥手的方式方法也有不同。

3. 召唤　在美国，最普通的手势是举手（并竖起示指）到头部的高度，或者更高一些，另外有一种召唤人的手势是伸出示指（手掌朝着自己的脸），将该指向内屈伸。

4. "V"字形手势　示指和中指分开成"V"字形，这几乎在全球都可被理解为示意"胜利"或者"和平"。然而，在英国，如果你伸出示指和中指形成"V"字形，手掌和手指向着自己的脸，这就是侮辱人了。

5. "OK"手势　北美人经常热情地使用这个手势：拇指和示指构成环形，其他三指伸直，表示"OK"，即赞扬和允许等意思。

6. 竖大拇指　这个手势在许多国家里非常普遍地被用来表示无声的支持和赞同，"干得好！"或者"棒极了"。

★二、站姿

（一）基本站立姿态

头正、颈直，下颌微收，嘴唇自然闭合，双目平视前方，面带微笑，肩平自然舒展，挺胸、收腹、收臀，两臂下垂于身体两侧，手指自然弯曲，虎口向前，两腿直立，两膝和脚跟并拢。

1. 女士的站立姿态　长时间使用基本站姿容易消耗体力，可以采用以下几种姿势进行调整。

（1）"V"字步站立姿态：呈基本站姿，脚跟靠拢，两脚尖平行，两脚间的距离约 10cm，其张角约为 45°，呈"V"字状，双手叠放或相握放在腹前。

（2）"丁"字步站立姿态：在"V"字步的基础上移动任意一只脚，将移动的脚后跟靠近另一只脚的脚弓，使其呈 90°，双手叠放或相握放在腹前。

（3）侧位"丁"字步站立姿态：要求身体各部位协调即可。

2. 男士的站立姿态　呈基本站姿，双脚平行，也可调整为"V"字形，双手下垂于身体两侧，也可以将两手放在背后。

（二）禁忌站姿

1. 全身不够端正　站立时歪头、斜肩、含胸、挺腹、弓背、曲臂、撅臀、屈膝。

2. 双腿叉开过大　站立过久时，可采用稍息的姿势，双腿可以适当叉开，在他人面前双腿切勿叉开过大，女士尤应谨记。

3. 手脚随意活动　站立时，双脚应当安稳规矩，不可肆意乱动。

4. 表现自由散漫　站久了，若条件许可，可坐下休息。

★三、蹲姿

下蹲的姿势简称为蹲姿。它是人在处于静态的立姿时的一种特殊情况，多用于拾捡物品、帮助别人或照顾自己时。

1. 基本方法　下蹲的基本方法有二：其一是单膝点地式，即下蹲后一腿弯曲，另一腿跪着；其二是双腿高低式，即下蹲后双腿一高一低，互为倚靠。

2. 主要禁忌　在公共场所下蹲有三条禁忌：其一是面对他人，这样会使他人不便；其二是背对他人，这样对他人不够尊重；其三是双腿平行叉开，在他人面前显得不够文雅。

★四、坐姿

（一）基本坐立姿态

入座时，抬头颈直，下颌微收，目视前方，挺胸立腰，双肩平正放松，上身与大腿、小腿均成 90°角，两膝自然并拢，两脚平落在地，足尖向前，坐在椅子的 1/2～2/3 处，女士落座后，左右手重叠放置于一侧的大腿上。男士可双脚分开，宽于其肩，双手可分别置于两腿上。

（二）常用的坐立姿态

1. 双腿叠放式坐立姿态　上身保持坐姿，入座后两腿交叉叠放垂地，注意悬空的脚尖应向下，脚尖不应朝天。

2. 双腿叠放平行式坐立姿态　上身保持坐姿，入座后两腿叠放呈一条直线，双脚与地面成45°角斜放，展现出腿的修长美。适用于较低的椅位。

3. 双腿斜放式坐立姿态　双腿并拢，两脚同时向左侧或向右侧斜放，与地面成40°左右的夹角，两手重叠置于左腿或右腿上，形成优美的"S"形，适用于较低的椅位。

4. 脚尖点放式坐立姿态

（1）正位脚尖点放式坐立姿态：入座时，双脚自然下垂于地面上，脚尖面对正前方，双脚一前一后，后脚脚尖落地，双手叠放在大腿上。

（2）侧位脚尖点放式坐立姿态：可左侧或右侧入座，双脚一前一后，后脚脚尖落地，双手叠放在大腿上。

（三）禁忌坐姿

1. 头部　坐定之后不应仰头靠在座位背上，或是低头注视地面。左顾右盼、闭目养神、摇头晃脑亦不符合礼仪要求。

2. 上身　坐定之后上身不应前倾、后仰、歪向一侧，或是趴向前方、两侧。

3. 手部　坐下之后，不应以双手端臂、抱于脑后或抱住膝盖，不应以手抚腿、摸脚。

4. 腿部　坐下后双腿切勿分开过大；不要在尊长面前高跷"4"字形腿（即将一条小腿交叉叠放于另一条大腿之上）；不要将两腿伸直开来，也不要抖动不止；不要躺在座位上，或把腿架在高处。

5. 脚部　坐定后切勿将脚抬得过高，以脚尖指向他人，或使对方看到鞋底；不要在坐下后脱鞋子、袜子，或是将脚架在桌面上、钩住桌腿、跷到自己或他人的座位上；不要以脚踩踏其他物体；双脚不要交叉，不要将其摆成外八字，更不要两脚脚跟着地，脚尖朝上，摇动不止。

（四）入座与离座

坐姿的重点是指坐定后的姿势。同时对就座与离座时的礼仪也务必清楚。就座，即走向座位直到坐下的整个过程。

1. 入座顺序　若与他人一起入座，则落座时一定要讲究先后顺序，礼让尊长。其合乎礼仪的顺序有两种：一是优先尊长，即请尊长首先入座；二是同时就座，它适用于平辈人与亲友同事之间。

2. 入座方位　不论是从正面、侧面还是背面走向座位，通常都讲究从左侧走向并从左侧离开自己的座位，它简称为"左进左出"，在正式场合一定要遵守。

3. 落座无声　入座时切勿争抢。在就座的整个过程中，不管是移动座位、下落身体，还是调整坐姿，都不应发出嘈杂的声音。

4. 入座得体　就座时应转身背对座位。如距其较远，可以右脚后移半步，待腿部接触座位边缘后，再轻轻坐下。着裙装的女士入座，通常应先用双手拢平裙摆，随后坐下。

5. 离座谨慎　离座亦应注意礼仪序列，悄悄起身，由左侧离席。不要突然跳起，惊吓他人。也应注意不弄出声响，或把身边东西碰翻掉地。

★五、行姿

行姿亦称走姿，是人在行走的过程中所形成的姿势。

（一）基本行姿

1. 全身伸直，昂首挺胸　在行走时，要面朝前方，双眼平视，头部端正，胸部挺起，背、腰、腿部都要避免弯曲，使全身看上去形成一条直线。

2. 起步前倾，重心在前　起步行走时，身体应稍向前倾，身体的重心应落在反复交替移动的前脚的脚掌之上。

3. 脚尖前伸，步幅适中　在行进时，向前伸出的脚应保持脚尖向前，同时还应保证步幅大小适中。步幅是行进中一步之间的长度。正常的步幅应为一脚之长，即行走时前脚脚跟与后脚脚尖两者相距为一脚长。

4. 直线行进，自始至终　在行进时，双脚两侧行走的轨迹大体上应呈现为一条直线。要克服身体在行进中的左摇右摆。

5. 双肩平稳，两臂摆动　在摆动时，手要协调配合，掌心向内，自然弯曲。摆动的幅度以30°左右为佳。

6. 全身协调，匀速行进　在行走时，大体上在某一阶段中速度要均匀，要有节奏感。

（二）禁忌行姿

在行进中要做到"行有行态"，应注意以下禁忌事项。

1. 瞻前顾后　在行走时，不应左顾右盼，尤其是不应反复回过头来注视身后。

2. 声响过大　行走时应步态轻稳，如用力过猛、脚尖向内侧伸构成内八字步，或向外侧伸构成外八字步都很不雅观。

3. 体不正直　在行走时应当避免颈部前伸，歪头斜肩，耸肩夹臂，甩动手腕，挺腹含胸，扭腰翘臀，弯膝盘腿。

（三）行走中的礼仪

1. 基本要求

（1）始终自律：在行路时应当自律，严格约束个人行为。

（2）相互礼让：①礼让行人：年轻者应主动给长者让路，健康人应给老弱病残者让路，一般行人遇到负重者、孕妇、儿童及行路困难者，要让他们先行。②热情问候：路遇熟人，应主动打招呼问候对方，不应视若不见。③文明问路：向他人问路时应事先用尊称，并抱歉打搅："对不起，我可以向您问个路吗？""我可以打搅一下吗？"④帮助老幼：遇到老弱病残者，应主动上前加以关心、帮助。⑤维护正义：碰上打架、斗殴、偷窃、抢劫或其他破坏公物及公共秩序的行为，应挺身而出。

（3）适当：行路多在公共场合进行，故应注意随时与他人保持适当的距离。

2. 人与人之间的距离　通常人与人之间的距离大体分为四种类型，行路时可以参照并正确地加以运用。

（1）私人距离：当两人相距在0.5m以内时，即为私人距离，又称亲密距离。

（2）社交距离：当两人相距在0.5～1.5m时，即为社交距离。

（3）礼仪距离：当两人相距在1.5～3m时，即为礼仪距离。

（4）公众距离：当两人相距在3m开外时，即为公众距离。

3. 不同场所行走的礼仪

（1）漫步：又称为散步，它是一种休息方式，其表现形式是随意行走，一般不受时间、地点、速度等方面的限制。

（2）上下楼梯：需要注意以下几方面。①均应单行行走，不宜多人并排而行。②应靠右侧行走，即应当右上右下，将自己左侧留出，以方便有紧急事务者快速通过。③若为人带路，应走在前面，而不应位居被引导者之后。④不应进行交谈，因为大家都要留心脚下，注意安全。⑤与尊者、异性一起下楼梯时，若阶梯过陡，应主动行走在前，以防身后之人有闪失。⑥不仅要注意阶梯，还要注意与身前、身后之人保持一定距离，以防碰撞。

（3）进出电梯：要注意以下两个问题。①安全：当电梯门关闭时，不要扒门，或是强行挤入。②出入顺序：与不相识者同乘电梯，进入时要讲先来后到，出来时则应由外而里依次而出。进入有人管理的电梯，应主动后进后出。进入无人管理的电梯时，则应先进后出，另外，在乘坐扶梯时，按照国际惯例，应立于右侧，留出左侧作为紧急通道。

（4）通过走廊：①单排行进，主动行于右侧，这样即使有人从对面走来也两不相扰。②若是在仅容一人通过的走廊上与对面来人相遇，则应面向墙壁，侧身相让，请对方先通过。若对方先这样做了，则勿忘向其道谢。③缓步轻行，悄然无声。④循序而行。不要为了走捷径、图省事、找刺激而去跨越某些室外走廊的栏杆或行于其上。

4. 排队

（1）养成排队的习惯：需要排队时，能保持耐心，自觉排队等候。

（2）遵守排队的顺序：排队的基本顺序是先来后到，依次而行。

（3）保持适当间隔：在排队时，均应缓步而行，人与人之间最好要保持0.5～1m 的间隔。

第二节　医护人员工作中的常见姿态礼仪

★一、医护人员常用的几种手势语

（一）横摆式

横摆式用于介绍某人，为某人指示方向，请某人做某事，如"请进"、"请这边走"、"请跟我来"等情况。要领：依据手势的基本要求，将手臂向同侧方向展开，做出相应手势。如礼宾护士站在大门右侧，则伸右手臂向右侧展开。

（二）屈臂式

屈臂式的作用同横摆式。要领：同横摆式；所不同的是当你将患者或客人引向你的左侧时，如进你的左侧病房门、办公室门或向左转弯时，则可用右手向左屈臂指引。

（三）双臂横摆式

双臂横摆式多用于引领众多客人时。要领：双臂同时向一侧方向摆动，在一定位置停滞，不可划动过大，其他要领同手势基本要求。一侧手臂向身体侧方伸直，另一侧手臂弯曲。

（四）直臂式

直臂式在引领较多客人前进或指示方向时运用。要领：一臂向同方向略高举，前臂与上臂成 140°～160° 角，侧体并配合侧行步。

（五）斜式

斜式多用于"请坐"、"请喝茶"等接待工作中。手臂伸向前左、右侧下方和正前方。

（六）双臂速摆式

双臂速摆式多用于面对众多人时，如领导讲话时请大家坐下等。要领：双臂同时向外侧划动，并在一定位置停滞，手心向上，不可划动过大，其他要领同手势基本要求。

★二、医护人员常见的几种姿态语

（一）持病例夹

病例夹是把记录患者病情的病历本很好地保存并便于随时书写的夹子。每一位入院患者都要建立病程记录，以便随时查阅、讨论。病例夹在临床上使用率很高。

正确的持病例夹的姿势是：用手掌握病例夹的边缘中部，放在前臂内侧，持物手靠近腰部，病例夹的上边缘略内收。

（二）端治疗盘

治疗盘是护理工作中最常见的使用频率很高的物品。护理人员在做一些护理操作时，往往需要端治疗盘前往病房。

正确的端治疗盘的姿势是：双手握于方盘两侧，掌指托物，双肘尽量靠近身体腰部，前臂与上臂成 90° 角，双手端盘平腰，重心保持上臂，取放和行进都要平稳，不触及护士服。忌掌指分开。

（三）推治疗车

治疗车也是护理工作中最常见的物品。治疗车三面有护栏，没护栏的一面一般有两个抽屉，用于存放备用物品。

推车的正确姿势是：护士位于没有护栏的一侧，双臂均匀用力，重心集中于前臂，行进、停放平稳。注意：腰部负重不要过多，行进中随时观察车内物品，注意周围环境，快中求稳。

（四）推抢救车

抢救车一般用于运送急需抢救的患者，或手术前后的患者。推抢救车和推治疗车一样要快中求稳，在运送患者时，使患者的头部位于大车轮一端，以减少对患者头部的震荡，小车轮一端位于前方，一则好掌握方向；二则便于观察患者的面部表情。

（五）拾捡东西

以节力美观的原则，上身挺直、双脚前后分开，屈膝蹲位，拾捡物品。注意工作服下缘不能触地。

（六）开关门姿势

1. 开门 门前遇人则停步，请人先进，进门要用手开门，双手端物品时则侧背开门。注意不能用脚踢门。

2. 关门 医生、护士出病房时，要及时把门关好，动作要轻，避免不必要的噪声干扰患者的休息。

【模拟试题测试，提升应试能力】

一、选择题

A_1 型题

1. 以下站姿不符合要求的是（ ）

A. 做到头正、颈直

B. 收颌、挺胸、收腹

C. 昂首提气、背挺

D. 立腰、提臀、绷腿

E. 站立时重心落在两脚上

2. 基本坐立姿态，应坐在凳子的（ ）

A. 1/3～2/3 处　　B. 1/2～1/3 处　　C. 1/2～2/3 处

D. 1/4～1/3 处　　E. 1/4～2/3 处

3. 下列关于基本行姿的要求叙述正确的是（ ）

A. 双臂自然摆动，摆幅在 10°～15°

B. 双臂自然摆动，摆幅在 20°～25°

C. 双臂自然摆动，摆幅在 30°～35°

D. 双臂自然摆动，摆幅在 40°～45°

E. 双臂自然摆动，摆幅在 50°～55°

4. 关于正确的持病例夹的姿势下述不符合要求的是（ ）

A. 手掌握病例夹的边缘中部

B. 持物手靠近腰部

C. 肩部自然放松

D. 病例夹的上边缘略外收

E. 上臂贴紧躯干

5. 护士在推治疗车时，重心应集中于（   ）

A. 下肢　　　　　　B. 前臂　　　　　　C. 脚

D. 手　　　　　　　E. 两脚之间

6. 陪病人进入无人管理的电梯时，护士应该（   ）

A. 请病人先进电梯　　　　　　　B. 自己先进入并操控电梯

C. 请病人家属先进入电梯　　　　D. 谁方便谁先进入电梯

E. 谁站前面谁就先进入电梯

7. 人与人之间的社交距离应为（   ）

A. 0.5m 以内　　　　B. 0.5~1.5m　　　C. 1.5~2m

D. 1.5~3m　　　　　E. 3m 开外

8. 手姿分型不包括（   ）

A. 象形手势　　　　B. 象征手势　　　　C. 情意手势

D. 指示手势　　　　E. 暗示手势

9. 护士在推抢救车时应该注意的事项中不包括（   ）

A. 要快中求稳

B. 在运送患者时，使患者的头部位于小轮一端

C. 小车轮一端位于前方

D. 在运送病人时，要观察病人的面部表情

E. 抢救车一般用于运送急需抢救的患者，或手术前后的患者

10. 在排队等候时，人与人之间的距离最好间隔（   ）

A. 0.5m　　　　　　B. 0.5~1m　　　　C. 1.5~2m

D. 2~2.5m　　　　　E. 3~3.5m

二、简答题

1. 简述坐姿、蹲姿的基本要求。

2. 简述端治疗盘及推治疗车的基本要求。

3. 简述上下楼梯的基本要求。

（廖美玲）

第六章

医护人员的人际交往礼仪

第一节　医护人员的交往礼仪

医护人员在工作中要与各种各样的人交往，为此医护人员必须掌握必要的人际交往礼仪常识，才有助于将来建立良好的医患、护患、医护关系，从而提高服务质量。

★ **一、行礼**

（一）招呼礼

招呼礼是与熟人见面时最简单、最基本的一种礼节。

1. 打招呼的方式　基本上可分为两种：语言招呼和非语言招呼。

（1）语言招呼：是以最简单的话语或伴随着问候及寒暄等应酬性语言与人打招呼的一种方式。在实际使用中它又可分为称呼式、寒暄式和问候式三种。

1）称呼式招呼：表示相互之间的熟悉、亲近和关系的融洽。此种方法适用于大多数场合。

2）寒暄式招呼：这是我国传统的招呼方式，适用于邻里之间或同事之间。

3）问候式招呼：基本上有三种形式。一是简单问候，主要适用于工作场合或一般交往的朋友和熟人。二是根据时间进行问候，此种问候多用于宾馆接待和外事场合。三是详细问候，此种问候适用于不经常见面或相隔一段时间见面者之间的招呼。

（2）非语言招呼：一般有致意式和告别式两类。

1）致意式招呼：通常有三种方式。一是近距离点头致意；二是握手致意，一般适用于正式的交际场合；三是远距离招手致意，适用于在远距离遇见熟人和朋友。

此外，男士的脱帽礼是西方一种通行的致意式招呼方式。在日本则是以一种简化的鞠躬礼用来与经常见面的熟人打招呼。

2）告别式招呼：是用于与熟人、朋友或家人在一起时，因事需要提前离开或暂时离开时使用的一种招呼方式。

2. 打招呼的顺序

（1）通常情况下，应该是年轻的向年长的、男士向女士、地位低的向地位高的先打招呼，但在实际交往中，往往是谁先见到对方，谁就应主动向对方打招呼。

（2）若是服务者和被服务者的关系时，应是前者向后者先打招呼。

（3）如遇两位长辈，应同时招呼或先后问候。

（4）如遇两人以上或更多人迎面走来，而来者其中只有个别人与自己熟悉，可以用语言同熟人打招呼，用体态语言，如目光、点头顾及其余的人。

（二）握手礼

1. 握手的含义　握手常表示友善，在中世纪象征和平，在现代表示人际关系和谐。

握手是世界上最通行、使用范围最广的礼节。但握手动作的主动与被动、力量的大小、时间的长短、面部的表情、视线的方向等，往往表现了握手人对对方的不同礼遇和态度。

2. 握手的场合　应该握手的场合大体上有如下几种。

（1）当你被介绍与第三者相识时。

（2）与自己久别重逢的老朋友或同事相见时。

（3）在社交场合突然遇到自己的熟人时。

（4）迎接客人到来时。

（5）在拜访友人、同事或上级后告辞时。

（6）送别客人时。

（7）在与有喜事的熟人见面时。

（8）别人向自己祝贺、赠礼时。

（9）别人为自己提供帮助时。

（10）向别人表示歉意时。

（11）参加追悼会告别时。

3. 握手的方法

（1）握手姿势：握手时，双方相距约 1m 远，双腿呈立正姿势，上身微向前倾，右臂自然向前伸出，与身体成 50°～60° 角，手掌向左微向上，拇指与掌分开，其余四指并拢并微向内屈，与对方右手相握。与男士握手时可握全掌；与女士握手可握住手指，上下稍许晃动三四次。

（2）握手时间：与初识者见面握手一般以 2～3 秒钟为宜；老朋友或关系密切者之间可以边握手边问候，时间也应控制在 20 秒内。

（3）握手力度：握手时的力度要适当，不可用力过大，但男士与女士握手时，男士只需轻握一下女士的四指即可，不可握得太紧。

握手应脱去手套，如有特殊情况或来不及脱下，应向对方说明并道歉。但在我国，以双手握手为常见的礼节。

（4）握手语：常见的握手语有问候型、祝贺型、关心型、欢迎型、致歉型、祝福型。

4. 握手的顺序 握手时伸手的先后顺序应遵守"尊者为先"的原则，即位尊者先伸手，位卑者予以响应，具体先后顺序为：先女士后男士、先长辈后晚辈、先主人后宾客、先上级后下级，但如果双方是宾主关系，主人即便是下级也应先伸手表示欢迎。

5. 握手的忌讳 握手主要忌讳是贸然伸手、目光游移、久握不放、交叉握手、敷衍了事、该先伸手时不伸手、出手时慢慢吞吞、握手后用手帕揩手、戴帽子、戴墨镜、戴手套与人握手（特殊情况除外）、握手用左手（右手残疾者除外）等。

（三）鞠躬礼

1. 鞠躬礼的种类 鞠躬礼有两种：一种是三鞠躬；另一种是一鞠躬。

2. 施鞠躬礼的方法 施鞠躬礼时，应立正站好，保持身体端正，面对受礼者距离 2～3 步，以腰为轴上体前倾 15°～90°（其具体前倾角度视行礼者对受礼者的尊敬程度而定），目光向下，双手自然下垂放于膝前或体侧，礼毕，身体恢复立正姿势，并用眼睛注视受礼者。

在施鞠躬礼时，受礼者一般应以与施礼者的上体前倾幅度大体相同的鞠躬礼还礼，但上级或长者还礼时，可以不行鞠躬礼，而以欠身点头或握手答礼。鞠躬时弯腰的幅度（角度）越大，所表示的尊敬程度就越大。一般标准为：路遇客人打招呼弯15°；迎送客人弯30°；表示感谢弯60°；90°的大鞠躬常用于悔过、谢罪等特殊情况。

3. 鞠躬礼的适用场合　在鞠躬礼中的一鞠躬几乎适用于一切交际场合如谢幕、上台领奖、演讲前后、结婚典礼、悼念活动。

（四）致意礼

致意礼是在公共场合远距离遇到相识的人或在不宜驻足多谈的场合下以无声的动作语言相互表示友好与尊重的一种问候礼节。

1. 致意礼施行的基本规则　男士先向女士致意；晚辈先向长辈致意；未婚者先向已婚者致意；学生先向老师致意；职位低者先向职位高者致意。

2. 致意礼的方式

（1）举手致意：适用于在公共场所远距离遇到相识的人。

（2）点头致意：适用于比较随便的场合，见到了相识的人以点头的方式向对方表示礼貌的一种形式。

（3）微笑致意：适用于对一面之交的朋友或同不相识者的初次会面或在同一场合反复见面的老朋友打招呼时。

（4）欠身致意：适用于做客、被人介绍等场合。

（5）脱帽致意：广泛应用于其他交往场合，如作为客人进入主人的房间，在各种庄重场合，人们都应自觉脱帽。

（五）注目礼

注目礼是行礼者在庄严或肃静的场合，向受礼者以目光注视的方式表示敬意的礼节形式。通常适用于奏国歌、升国旗、检阅场合（少先队员应行举手注目礼），也适用于学生上课时在老师走进课堂的时刻。

（六）合十礼

合十礼亦称合掌礼，是佛教徒的一种敬礼方式，多用于与信仰佛教的人士交往中。

1. 合十礼的施礼方法　合十施礼正规庄严，身体直立，双目注视对方，面带微笑，两手掌在胸前约20cm处对合，五指并拢向上，手掌略向外前倾，然后欠身低头，口诵"阿弥陀佛"。

通常行合十礼的双手举得越高，表示对对方的尊敬程度就越高。向一般人行合十礼，指尖与胸部持平即可；若是平辈相见，指尖应举至鼻尖；若是晚辈向长辈施礼，指尖应举至前额。

2. 合十礼的种类　最常见的有以下三种。

（1）跪拜合十礼：此礼一般为佛教徒拜佛祖或高僧时所用。

（2）下蹲合十礼：此礼为佛教盛行的国家的人拜见父母或师长时所用。

（3）站立合十礼：此礼为佛教国家平民之间、平级官员之间相拜或公务人员拜见长官时所用。

（七）拱手礼

拱手礼又名长揖，指以两手合抱致敬，目前我国行拱手礼的场合主要有四种，即团拜、开会、过节和祝贺。

★二、见面礼仪

（一）称呼语

称呼语是两人或两人以上见面时的基本礼节，合理的称呼既是对他人的尊重，也是有礼貌和修养的一种表现。称呼的用词在我国主要有敬称、谦称、美称、婉称等。

1. 敬称

（1）敬称：通常敬称有"您"、"您老"、"您老人家"、"君"等。在现代，对尊长一般都用"您"。

（2）亲属称谓：指非亲属的交际双方以亲属称谓，其通常在非正式交际场合使用。

（3）职业称谓：对某些特定行业的人，可直接用职业称谓，带有尊重对方职业和劳动之意。

（4）职衔称谓：对有职称或职务的交往对象，可直接以职称（职务）称谓，在前面冠之以姓。

（5）姓名称谓：如果对方是自己比较熟悉的同辈人，则可称呼对方为"老＋姓"；如果对方是德高望重的长辈且为男性，则可称"姓＋老"；长者对小字辈称"小＋姓"。

（6）家属称谓：对别人家属的敬称，常在称谓前加上"令"、"尊"、"贵"、"贤"等敬辞，握手、点头、举手的同时使用，以示敬重。

（7）通称：在社会交往中，不分职务、年龄、职业、场合，都可称"同志、先生、女士"等。

2. 谦称　敬称是尊人，而谦称是抑己，是表示对他人尊重的自谦词。

（1）谦称自己：最常用的是"我"、"我们"。称自己的见解为"鄙见"、"愚见"、"陋见"，称自己的著作为"拙著"、"拙文"，称自己的住房为"寒舍"、"斗室"、"敝斋"、"陋室"等。

（2）谦称自己的亲属：称呼比自己辈分高的家属时，前面冠以"家"字；自称冠以"愚"字；小辈冠之以"小"字。

（3）儿辈称谓：从说话人的子女或孙辈角度来称呼听话人，如称幼儿园老师为"阿姨"等。

3. 美称　尊者对年幼者表示喜爱和看重时称呼可用美称。

4. 婉称　如对人容貌称"尊颜"、"威颜"（用于男性长者）、"慈颜"（女性长者）等。

（二）医护人员工作中称谓语的应用

医护人员在工作中，应按照上述称谓的一般惯例，礼貌地称谓护理对象。

三、介绍礼仪

（一）介绍

1. 介绍的通则

（1）先看双方有无介绍的必要。

（2）要看对方有无需要第三者介绍的意愿。

（3）介绍时，最受尊敬的人的名字先提及。

（4）介绍要先后有序。一般是把男士介绍给女士、把年轻者介绍给年长者、把地位低的人介绍给地位高的人、把未婚者介绍给已婚者。当性别与地位发生不一致时，应按地位顺序来介绍；同辈、同性之间可平等介绍；集体介绍时按座次顺序，也可以从贵宾开始介绍。

2. 介绍的类型及方法

（1）依社交场合的方式来分，有正式介绍和非正式介绍。正式介绍是指在较为正规、郑重的场合进行的介绍。而非正式介绍是指在一般非正规场合中进行的介绍。

（2）依介绍者的位置来分，有为他人介绍、自我介绍、他人为你介绍。

1）为他人介绍，首先了解双方是否有结识的愿望；其次遵循介绍的通则；再次是在介绍彼此的姓名、工作单位时，要为双方找一些共同的谈话材料。

2）自我介绍是双方不认识，又没他人介绍的一种介绍方式。自我介绍时，可先请问对方的姓名，待对方注意自己时，再简洁明了地介绍自己的姓名、工作单位及其他情况。

3）他人为你介绍，是别人将你介绍给对方。你作为被介绍人，应站在另一位被介绍人对面，待介绍完毕，应握一下对方的手，说声"你好"或"认识你很荣幸"等，也可递上自己的名片，并说"请多指教"、"请多关照"之类的话。

（3）依被介绍者的人数来分，有集体介绍和个人介绍。集体介绍是按一定顺序对多数人给予介绍，多用于宴会、会议上；个人介绍就是个人向另一个人介绍对方的情况。

（二）使用名片的礼节

名片是一种经过设计、能表示自己身份、便于介绍自己或了解他人的卡片，可为今后继续联系做好准备。

1. 名片的放置　把自己的名片放于容易拿出的地方，不要将它与杂物混在一起。若穿西装，宜将名片置于左上方口袋；若有手提包，可放于包内伸手可得的部位。

2. 出示名片的礼节　出示名片时，双目要正视对方，用双手或右手把名片正面朝向对方，递自己的名片给对方，并说些诸如"请多关照"之类的寒暄语，切忌目光游移或漫不经心。

3. 接受名片的礼节　接受名片时，也应目视对方，面带微笑，用双手或右手接住名片下方的角，接到名片后要认真地看一下，可以说"认识你很高兴"等客气话，然后郑重地放入稳妥的地方。

★四、电话礼仪

（一）什么是电话形象

电话形象指人们在整个拨打、接听电话的过程中，所使用的语言、语气、表情、举止和时间感等各个方面的集合留给别人的印象和感受。

（二）怎样拨打电话

发话人在拨打电话前，先要备好对方的号码、姓名、头衔、谈话要点等。拨通电话相互问候之后，说明来电的主旨，再询问对方是否方便，对方不方便时可另约时间。电话交谈时语言要简练，时间一般不宜超过3分钟。

（三）怎样接听电话

听到电话铃响，应在铃声响三下之内接听，嘴离话筒 3cm，通话过程中应耐心倾听，并适时回应。若遇到打错的电话，也要礼貌应对。若接起电话对方要找之人不在，需要转达时，应仔细做好记录。电话里发话人交谈内容已结束并有话别之意时，方可顺势结束。

（四）通话注意事项

1. 说话音量要适中。
2. 少用否定语，慎用模糊语。
3. 接听电话要有回应。
4. 接听抱怨的电话不可立即挂断。
5. 注意通话时机。

第二节　医护人员的交谈礼仪

交谈是指由两个或两个以上的人为实现交流思想、沟通感情、互通信息、协调行动等目的所进行的口头交流活动。掌握交谈的礼仪要求、提高交谈的语言艺术，对于提高工作效率与建立良好人际关系等具有极其重要的作用。

一、交谈的原则

（一）交谈的态度

交谈时的态度是交谈成功的前提。首先交谈前应有充分的自信心。其次谈话时应持真诚热情、不卑不亢、宽容大度、平等待人的态度。

（二）话题的选择

交谈的话题即交谈的中心内容。话题的选择要看谈话者各方的品位、兴趣爱好、文化背景、民族习惯和倾听者各方面的素质等。

（三）气氛与技巧的把握

1. 交谈的气氛要求　交谈时要尊重对方，语言既要文明礼貌，又要生动活泼，再配合适当的着装和得体的表情举止，更能增强交谈各方的相互吸引力。

交谈时要善于察言观色，留意对方表情变化，寻找最佳谈话时机。

交谈时要委婉用语。当交谈中出现某些意见不完全一致时，要婉转地表明自己的意图，以维护和增强原有的融洽气氛，使双方的意见逐渐趋向一致。

2. 交谈的技巧把握

（1）说话时要懂得礼让对方。

（2）交谈中少说多听。

（3）在交谈时，要随机应变，处理得当。

（4）交谈时应适时发问，把对方引导到交谈的话题中来。

（5）交谈中应恰当地赞美别人。

（6）多使用微笑语。

（7）要掌握见什么人说什么话的诀窍。

（8）用词要符合交谈的要求，应咬字清晰、准确、易懂，多用敬语、谦词，音量、语速、语调要适度控制。

（四）交谈中应注意的问题

1. 神态　说话要神态自若，抑扬顿挫，但不凸显自己的个性。

2. 语音　说话时声音稍低一点，语速稍慢一点，以对方能听清为宜。

3. 通俗易懂　要用对方容易听懂的语言。

4. "七个不"　①对方说话时，不打断对方；②对方说不全时，不补充对方；③对方说话不妥时，不纠正对方；④对对方的话有怀疑时，不当众质疑对方；⑤自己说话要有度，不能一言堂；⑥交谈中不能谈及个人隐私，不涉及国家机密；⑦低级趣味、品味不高的问题不谈。

★二、医护人员工作中的交谈礼仪

医护人员在与患者交谈时，只有遵守交谈礼仪，把握交谈的技巧，才能及时发现问题、解决问题。

（一）与患者谈话的态度与分寸

1. 态度　医护人员与患者交谈时应该注意谈话态度，做到自然大方、声音温柔、开诚布公、速度适中，适当配合手势与表情，保持稳定的情绪和平静的心境。

2. 表情　在谈话时，人的表情同言辞一样有着固定的含义，有时能比口头语言更加准确地反映出当事人的真实情感。因此，在与患者谈话时，要做到：①应尽力避免滥用表情而让对方产生误解。②避免有损于谈话对象自尊的行为。

3. 语气　在谈话时适当放低声调，发音吐字要稍缓，声音委婉柔和。

4. 分寸 谈话时要注意把握深浅和分寸，为使彼此之间的交流顺畅圆满，应注意以下几点。

（1）谈话要注意谦虚：谦虚是一种美德，越是有真才实学的人越是表现得谦虚。

（2）谈话时忌一言不发：在谈话时自始至终一言不发会使谈话对象感到冷漠和轻视。

（3）谈话要简明扼要：谈话时语言要简练、适可而止。

（4）谈话要尊重他人的人格：在谈话时要表现得宽厚、容人，用礼貌用语，真心实意地对别人表示尊敬。

（二）与患者谈话的艺术

在选择谈话内容时，一定要考虑到你的谈话对象的性别、职业、年龄、阅历、地位、性格和兴趣等。在谈话内容选择上还要注意以下几点。

1. 谈话内容选择的注意事项

（1）需要谈的内容：谈话前事先准备谈话内容。

（2）合法守德的内容：对患者的隐私和不便公开的病情，要严格保守秘密。

（3）积极向上的内容：谈话的内容应选择有意义、使人奋发向上、有教益的内容，促使患者早日康复。

2. 谈话中使用礼貌性语言 礼貌性语言反映了医护人员的素质修养，可促使患者积极接受治疗与护理。

3. 对患者予以安抚性语言 医护人员在与患者交谈中应多用安慰、理解和鼓励的语言，取得患者的积极合作。

4. 灵活多变的语言 医护人员要根据不同对象、不同情境、不同问题来选择谈话的方式和内容，才能收到良好的效果。谈话的方式有以下几种形式。

（1）开放式与封闭式：医护人员在询问患者的感觉或症状时，应注意选择开放式问题，鼓励患者说出自己的观点、意见、思维、感情。

（2）启发式：医护人员要善于启发诱导患者说话，才能及时发现问题与解决问题。

（3）讨论式：在谈话时大家围绕共同关心的话题进行深入广泛的讨论，能够各抒己见，双方充分表述自己的意见。

（4）疏导式：通过交谈使患者倾吐心中的苦闷和忧虑，可对康复起到积极的作用，一般用于心理性疾病的患者。

5. 医护人员与患者交谈的艺术性

（1）开场白的艺术：医护人员与患者交谈时，医护人员应注意掌握一些说话技巧，提高自己的语言交流能力，使得患者愿意与你交谈。

（2）多倾听，少插话：在交谈过程中要注意听患者说话，全神贯注。在谈话间歇时，可做简短的提问或复述。

（3）转变话题或结束谈话：当你感到患者的谈话偏离了中心话题时，要设法将话题引开。可通过提醒患者休息，以后还有机会再谈来结束谈话。

【模拟试题测试，提升应试能力】

选择题

A_1 型题

1. 人与人在交往中的第一礼节是（   ）

A. 见面礼仪　　　B. 称谓礼仪　　　C. 介绍礼仪

D. 往来礼仪　　　E. 迎送礼仪

2. 介绍的顺序应遵守哪项国际公认规则（   ）

A. 自我优先　　　B. 女士优先　　　C. 年长优先

D. 幼者优先　　　E. 尊者优先

3. 措辞委婉是交流的技巧之一，下列不属于措辞委婉范畴的是（   ）

A. 转移话题　　　B. 间接提示　　　C. 运用婉转的口气

D. 直接询问　　　E. 缓和、推诿

4. 自我介绍的形式不包括（   ）

A. 应酬式　　　B. 简介式　　　C. 交流式

D. 工作式　　　E. 问答式

5. 当交往双方交换名片时，下列不符合礼仪要求的是（   ）

A. 用双手递交　　B. 用左手递交　　C. 用右手递交

D. 名片传递时不高于胸部　　　E. 位卑者先递交于位尊者

6. 关于拨打电话的礼仪要求下述不妥的是（   ）

A. 通话时间事先预约　　　　　　B. 语言、态度文明

C.　内容简明扼要　　　　　　　　D.　通话长度遵守"五分钟原则"

E.　通话突然中断，需由发话人立即再拨

7.　护士与病人接触时必须做到语言（　　　）

A.　清晰　　　　　B.　文明　　　　　C.　流畅

D.　优美　　　　　E.　自然

8.　同事共事的礼仪有（　　　）

A.　见面问好　　　　B.　见面招呼　　　　C.　宽以待人，严于律己

D.　倒上热水，以示关怀　　　　　　　E.　点头示意

9.　以下关于介绍礼仪的说法错误的是（　　　）

A.　先向年长者介绍年轻人　　　　B.　先向女士介绍男士

C.　先向身份低者介绍身份高者　　　　D.　先向主人介绍客人

E.　先向已婚者介绍未婚者

10.　在常见手势语中，最普遍的表示友好礼节的手势是（　　　）

A.　握手　　　　　B.　挥手　　　　　C.　"V"字形手势

D.　"OK"手势　　　E.　举大拇指

11.　握手是人们最常见的一种礼节，下列关于握手的说法不正确的是（　　　）

A.　握手的时间一般持续在5秒以上

B.　握手有一定的姿势要求

C.　握手时不宜戴手套

D.　握手是人际交往必备的基本功

E.　外交式握手可以体现领导者的亲和力

12.　下列关于自我介绍的分寸的说法中，不正确的是（　　　）

A.　自我介绍的内容应当真实而准确

B.　自我介绍的态度应当大方、亲切、和善

C.　在自我介绍时，应全面具体地介绍个人的基本情况，使对方很好地
　　了解自己

D.　自我介绍时若同时递交名片，可以加深对方对自己的印象

E.　简洁明了地介绍自己的姓名、工作单位及其他情况

13.　按照电话礼仪的惯例，为表示尊重，一般先挂电话的是（　　　）

A.　接电话者　　　B.　打电话者　　　C.　下属

D.　男士　　　　　E.　年长者

A_2 型题

14. 患者，45 岁。冠心病，住院治疗。夜间无人陪护，病人于 23：00 心绞痛突然发作，拨打了护士站电话，若按照接听电话及时原则，护士应做到（　　）

A. 铃响不过五　　B. 铃响不过四　　C. 铃响即接

D. 铃响不过二　　E. 铃响不过三

15. 患者，男性，52 岁，厂长。胆结石，住院于普外二科，203 病房，3 床，护士小李对其称谓不妥的是（　　）

A. 张老　　　　B. 张厂长　　　C. 3 床

D. 张伯　　　　E. 张先生

16. "您好，我是您的责任护士，叫李红，有事请找我"，此种语言属于（　　）

A. 招呼用语　　B. 介绍用语　　C. 电话用语

D. 安慰用语　　E. 迎接用语

17. 患者，男性，28 岁，教师。护士称其为金老师，此种称谓属于（　　）

A. 职业称　　　B. 通称　　　　C. 职衔称

D. 姓名称　　　E. 亲属称

A_3 型题

（18～19 题共用题干）

患者，女性，22 岁，学生。因阑尾炎入院手术治疗，现病人术后禁食水，焦虑不安。

18. 李英同学要去医院探望，她请妈妈陪自己去商店购买礼品，她们需首先考虑的是（　　）

A. 为什么送　　B. 送什么　　　C. 送给谁

D. 怎么送　　　E. 何时送

19. 你认为赠送给该同学哪种礼物最合适（　　）

A. 水果　　　　B. 鲜花　　　　C. 课外读物

D. 钢笔　　　　E. 佩带的小饰物

（赵露露）

第七章

医护人员的接待礼仪

第一节 医护人员的人际关系

★一、医护人员与患者及家属的关系

（一）医患关系的概念

医患关系是指医务人员与患者及家属在医疗活动过程中建立起来的特定的人际关系，是医疗人际关系的核心，应当建立相互尊重、相互信任、相互理解、共同参与、平等和谐的医患关系。

（二）护患关系的三种基本模式

1. 主动－被动型　这是一种护士处于主导地位，患者置于被动地位的，以疾病为中心的模式，即"护士为患者做什么"。此模式主要适用于不能表达主观意愿、不能与护士进行沟通交流的患者，如新生儿，全身麻醉、昏迷、休克、严重创伤患者，某些精神病患者。

2. 指导－合作型　这是一种护士指导、患者有限度地合作的，以患者护理为中心的模式，即护士教会患者做什么。此模式主要适用于急性病患者。

3. 共同参与型　这是一种双向、平等、新型的，以人的健康为中心的模式，即护士积极协助患者自我康复。此模式强调权利平等、共同参与决策治疗和护理过程，主要适用于慢性病患者。

（三）处理好医护人员与患者的关系

1. 树立"以患者为中心"的服务意识　医护人员要树立良好的医德医风，

不断提高自身综合素质，强调"以人为本"，勤奋敬业，用实际行动赢得广大患者的尊敬和信任。

2. 具有精湛的医疗护理技术　及时、准确、熟练地采取各项诊断治疗和护理措施，为患者解除痛苦。杜绝一切由于缺乏责任感而造成的延误、差错、事故，避免因操作不熟练而导致患者痛苦的加重。

3. 互相尊重、互相理解　医护人员运用专业知识与技能，对服务对象实施诊断与治疗，具有诊治权和干涉权，同时，医护人员应尊重患者的人格、权利、隐私。不得利用职务之便，索取、非法收受患者财物或者牟取其他不正当利益。

4. 加强语言和心理沟通　医护人员应将人文关怀渗透于医护服务的各个环节，尊重患者，善于倾听。用鼓励的话语增强患者治疗的信心。

5. 增强法律和维权意识　医护人员要认真学习、严格执行相关法律法规、规章制度及操作程序等，学会运用法律保障健康的医疗环境，保护自身的合法权益，避免医患纠纷。同时，还要加强法制宣传力度，引导患者文明就医，积极主动地配合医护人员的诊疗工作，遵守医院的相关规定，自觉维护公共秩序。

（四）处理好医护人员与家属的关系

1. 真诚待人，换位思考　医护人员对患者及家属都要一视同仁，以和蔼的态度、亲切的言语、轻柔的动作、积极的救治赢得家属的认可和尊重。

2. 及时做好沟通工作　主动向家属介绍患者的病情诊断及预后情况，使他们对疾病及治疗方案有正确的认识。认真倾听家属的意见，答疑解难，让家属在和谐、友好和相互信任的氛围中积极配合治疗工作，避免不必要的误解。

3. 加强康复指导　鼓励患者家属主动参与患者的训练，让他们掌握康复训练的方法、注意事项及对策，掌握必要的护理常识，协助患者进行护理及恢复性训练，以期早日恢复健康。

二、医生与护士的关系

（一）尊重互信的同志关系

1. 建立和谐医护关系的基本前提是尊重对方。

2. 真诚待人、宽容大度是健康人际关系的基础。

（二）平等互补的合作关系

由于医护双方的职责分工不同，工作侧重点也有不同。医生主要负责对疾病的诊断和治疗，护士周密审慎地执行医嘱，两者互为补充、缺一不可。

（三）相互支持的工作关系

医护人员相互支持和配合是保证医疗工作顺利进行的关键。医护人员要相互理解与支持，从患者的利益出发，顾大局、有爱心，求同存异，团结协作，共同营造和谐医院，打造服务品牌。

三、医护人员与医院内其他人员的关系

医院不同科室均有各自的工作侧重点。医护人员会经常和其他科室的工作人员发生业务往来，要学会站在对方的角度，理解他们的困难，尊重他们的意见，真诚、平等地与之合作，确保医院工作的正常运转。

第二节　工作岗位接待礼仪

★一、接待门诊患者的礼仪

（一）举止端庄　微笑服务

导诊护士工作时应精神焕发、端庄干练、举止文雅、落落大方，具有良好的仪表仪容和气质风度。接待患者时要面带微笑，起立接待，给患者以认同感、信赖感和安全感。

（二）礼貌接诊　一视同仁

在接待患者及其家属时，导诊护士应主动热情、彬彬有礼、敬语服务，根据询问的病史给予分诊指导。指引方向时，要等对方听明白后再返回工作地点，必要时要将患者护送到目的地。

（三）耐心聆听　仔细问询

医护人员要急患者所急，耐心询问病史，认真听取患者的陈述，以获取更详细的信息，做出正确的诊断。对于一些难于启齿的疾病，医护人员要降低声音，婉转地问诊，注意保护患者隐私。做检查时，要轻柔准确，切不可漫不经心，动作粗鲁，加重患者的身心痛苦。

★二、接待急诊患者的礼仪

（一）主动迎接　礼貌疏导

对急诊患者，医护人员应迅速而镇定地将患者推入抢救室，尽快向家属询问相关情况，迅速采取相应措施。对患者和家属要及时进行必要的解释和沟通，稳定他们的情绪，让家属了解患者状况和抢救情况，并充分理解医护人员工作，避免因缺乏必要的沟通而引发医患纠纷。

（二）急而不慌　忙而不乱

医护人员必须有较强的应急能力，要头脑清晰、思维敏捷、急而不慌，要沉着镇定，及时准确地做出判断，拿出有效的应急方案，避免误诊和贻误病情，并适时给患者或家属以必要的告知、说明，以取得对方的配合，争取最佳抢救效果。

（三）争分夺秒　果断处置

对急诊患者，医护人员应果断采取最佳的急救措施，紧密配合、团结协作。护士应立即建立静脉通道，做好输液，测血压、脉搏、呼吸等工作，根据需要协助医生做好诸如输血、清创、包扎、人工呼吸、胸外按摩、复苏术等必要的生命支持抢救，完成必要的各项辅助检查等，防止病情恶化。

（四）环环相扣　通力合作

急诊救治是一项涉及医疗、护理、实验室检查、放射、收费、手术等多个学科、诸多方面的工作，环环相扣，缺一不可。急诊救治的紧迫性和实效性要求各科室人员要紧密配合，团结协作，相互理解，互相支持，避免因行为怠慢、言语不慎影响对患者的抢救，造成不可挽回的严重后果。

★三、接待住院患者的礼仪

（一）迎接患者　宾至如归

当入院患者到来时，病区护士要起立相迎，热情接待，安排患者落座，亲切地自我介绍，并向患者介绍其责任护士及主管医生。如果有其他护士同时在场，也应抬起头来，面对患者，点头微笑，以示欢迎，让患者有宾至如归的感觉。

（二）熟悉环境　介绍院规

患者入院后，责任护士应尽快将患者安置到病房，帮助患者熟悉病区环境及办公地点。还要介绍陪侍、探视制度以及禁止病房内吸烟、大声喧哗，不能使用电炉等有关住院的规章制度。

（三）健康教育　确保疗效

患者住院后，医护人员应尽早将诊断结果、治疗方案和预后等情况向患者及家属做详细的介绍，并给予相应的健康指导，以满足患者了解病情和治疗措施的心理需要。对患有不治之症的患者或预后不良的疾病要采取保护性医疗措施，以免加重患者的精神负担，影响治疗和康复效果。

（四）出院指导　礼貌相送

患者痊愈或基本康复后，医生要与患者提前沟通，告知治愈情况，确认出院日期。护士要按照出院医嘱通知患者及家属，进行出院指导，内容包括办理出院手续的步骤，出院后的用药方法、注意事项、复诊时间、家庭护理技术等，尽可能给予患者及家属具体的帮助。

交谈时要礼貌谦虚、语气谦和、用词严谨，不用冷漠、命令的口吻，尽量使用"我觉得您需要……"、"您最好……"等言语。

患者出院时，医护人员送至病区门口、电梯口或车上并予以真诚地祝贺，分别时说："请走好"、"请慢走"、"请多多保重"等，而不要说"再见"、"再会"。

★四、接待手术患者的礼仪

（一）手术前耐心疏导

1. 做好解释，加强心理疏导　术前要做好沟通疏导工作，让患者和家属了解手术治疗的目的、方法、术后注意事项等知识。可以通过抚慰、列举成功病例等方式减轻或消除患者心理压力，增强患者战胜疾病的勇气和信心。

2. 交谈时要注意仪容仪表，语气语态　要给病人以亲切感、信任感，对个别患者出现的言语失敬和暴躁态度，要给予充分的理解。

（二）手术中谨言慎行

1. 消除患者紧张情绪　患者进入手术室后，手术室人员应主动热情地打招呼，一边要态度温和地安慰患者，一边轻柔麻利地操作、观察。对神志不清的患者和小孩，应适当约束或专人看守，确保手术安全。

2. 尊重和保护患者的隐私　在不影响手术的情况下，尊重患者的意愿，注意遮挡隐私部位，不公开透露或议论病情，更不能蔑视、讥讽和嘲笑患者的身体缺陷，保障患者的合法权益。

3. 注意手术中的言行　患者对手术室的一切情况都很留心、敏感。因此，医护人员要做到从容镇定，操作稳健，配合默契。杜绝使用"坏了"、"糟糕"、"穿了"、"怎么办"等语言，给患者造成心理压力或误解，影响手术的正常进行。

（三）手术后细心护理

1. 体贴入微的心理、生活护理　术后，医护人员要多安慰和鼓励，多给予无微不至的生活及心理护理。同时应采取各种护理措施，尽可能减轻他们的痛苦。对于暂时无法用语言表达的患者，医护人员要根据患者的表情、动作了解他们的感受，满足其各种需求。

2. 严密科学的术后监护　大手术后或重症患者会被送进重症监护室（ICU），护士要运用各种先进仪器对患者进行实时观察和严密监护，及时捕捉和判断患者生命体征的细微变化，从容应对可能出现的突发情况，防止并发症的发生，帮助患者平安度过术后危险期。

★五、接待老年患者的礼仪

（一）接待时尊敬有加

医护人员在接待老年患者时，一定要使用尊称、敬语，做到来时有迎声、问时有答声、走时有送声。要耐心倾听他们的陈述和要求，在挂号、就诊、检查、交费、取药、乘电梯等方面给予他们尽可能多的关照。

（二）治疗时细致入微

问诊时，医护人员要不厌其烦，注意声音和语速，耐心解答患者的疑问，不可流露出不耐烦或轻视患者的情绪。治疗与护理时，要体贴入微，帮助老人置于相对舒适的体位，尤其对长期卧床的患者，要仔细观察，不放过任何疑点和微小变化。生活上要给予他们无微不至的关怀和照顾。

（三）交流时热情贴心

医护人员应像晚辈一样关心体谅老年人。说话时要语气温和、吐字清晰，辅之以适当的肢体语言，让患者感到亲切温暖。还可以通过患者不同的眼神、表情、肢体动作等获取其内心需求，也可通过自己的神态、举止，让患者感受到积极的暗示和鼓励。

*六、接待儿童患者的礼仪

（一）言语亲切　倾注爱心

1. 对待患儿要充满爱心　医护人员要用真实的情感表达对患儿的亲近和友善，消除其戒备和恐惧心理。

2. 要把握儿童的心理特征　要采用不同语言和方法与患儿进行沟通和交流，做到"因龄施语"。

（二）尊重患儿　严谨操作

在给患儿实施治疗护理操作时，如做导尿、灌肠或私密部位的检查时，要尊重患儿的自尊心，避免过分暴露。在肌内注射、静脉输液、静脉穿刺、实验室检查验取血、化疗给药等操作前，可用玩具、歌谣、话语、抚摸等方式转移患儿注意力。

操作时要快而准确，多说一些鼓励性的语言。

遇到因患儿肥胖、血管细微或哭闹不止而导致穿刺失败时，要真诚地向家属表示歉意，并请经验丰富的护士来操作。不能以"孩子太胖，不好扎"或"血管太细"等理由为自己开脱，将责任归咎于患儿。

（三）认真观察　严密监护

患儿的病情往往瞬息万变，医护人员应认真观察，严密监护，从婴幼儿的啼哭和其他症状、体征的细微变化中发现问题，及时准确地评估病况，迅速确定治疗与预防要点，减轻患儿痛苦，争取最佳疗效。

（四）及时沟通　科学指导

医护人员应主动向家长介绍患儿治疗和护理的有效对策，指导家长掌握观察、护理和预防疾病的正确方法，了解科学育儿和心理保健知识，帮助患儿顺利康复。

（五）以身作则　做好表率

医护工作者要时时处处为人师表，做好表率，规范自己的言谈举止，如不能在孩子面前吸烟、说粗话、随地吐痰、衣冠不整，同时，还要与家长配合，纠正患儿的不良行为和习惯，做患儿的良师益友。

【模拟试题测试，提升应试能力】

一、名词解释

1. 人际关系　　2. 医患关系　　3. 医护关系

二、选择题

A_1 型题

1. 消除病人顾虑的最重要的因素是（　　）

A. 娴熟的技术　　　　　　　　　B. 自然的仪态

C. 亲切的问候　　　　　　　　　D. 舒适的环境

2. 患者不享有的权利是（　　）

A. 平等的医疗权　　　　　　　　B. 疾病的认知权

C. 知情同意权　　　　　　　　　D. 限制医护人员的自主权

E. 要求隐私权

3. 护理工作中，实现以患者为中心的关键是处理好（　　）

A. 医护关系　　B. 护患关系　　C. 医生与医生的关系

D. 护士与家属的关系　　　　　　E. 护士与护士的关系

4. 护患关系的实质是（　　）

A. 满足患者需求　　　　　　　　B. 促进患者的配合

C. 规范患者的遵医行为　　　　　D. 强化患者的自我护理能力

E. 帮助患者熟悉医院环境

5. 在护患关系交往中，建立双方信任关系的基本要素是（　　）

A. 尊重患者　　B. 爱护患者　　C. 理解患者　　D. 帮助患者

6. 下列哪项不是影响护患关系的因素（　　）

A. 思想观念的差异　　　　　　　B. 经济压力过重

C. 双方缺乏有效的沟通　　　　　D. 文化氛围

7. 急诊护士应当具备严格的（　　）

A. 时间观念　　B. 道德观念　　C. 爱心观念　　D. 服务观念

8. 急诊患者来时护士应（　　）

A. 急而不慌，忙而不乱　　　　　B. 抓紧时间，果断处理

C. 大声呼叫其他护士　　　　　　　D. 大声呼叫医生

9. 下列不属于急诊护士工作礼仪的是（　　　）

A. 充分做好急救前的准备　　　　　B. 积极主动有效地配合诊治和抢救

C. 妥善处理好和家属的关系　　　　D. 繁忙中不必过多考虑礼节

10. 在病人手术前做好宣传教育，可以稳定病人的情绪，健康教育时护士的语言特点应当是（　　　）

A. 专业性的讲座　　　　　　　　　B. 随意性的调侃

C. 自然真诚的讲述　　　　　　　　D. 简练精短的概括

11. 外科护士在面对即将手术的病人时，为增强病人对手术的信心应尤其注重（　　　）

A. 心理护理　　　B. 饮食护理　　　C. 生活护理　　　D. 常规护理

12. 在为患者办理入院手续时，护理人员应当体现的工作作风是（　　　）

A. 速度越快越好　　　　　　　　　B. 程序最简化

C. 耐心细致　　　　　　　　　　　D. 对人冷淡

13. 护士在交接班的工作礼仪中，不应当（　　　）

A. 保持发型整洁和衣帽整齐　　　　B. 保持良好的精神面貌

C. 在交接中整理衣帽　　　　　　　D. 对其他同事表示尊重

14. 在对病人进行护理操作过程中，整体护理强调以_____为中心。

A. 服务对象　　　B. 护理人员　　　C. 护理操作　　　D. 医疗机构

A_2 型题

15. 患者，男性，62岁。因患胃癌住院治疗，但效果不佳，患者时常伤心流泪，护士应采取何种方法与其交流沟通（　　　）

A. 聊天　　　　　B. 通知家属　　　C. 讲述自己的事情

D. 问其流泪原因　　E. 微笑面对患者，与他情感交流，给予安慰

三、简答题

1. 门诊接诊时应注意哪些方面的礼仪？

2. 对待手术患者应注意哪些礼仪问题？

3. 儿童患者有何特点，怎样对待儿童患者？

（丁　勇）

下篇　人际沟通学习笔记

第八章

人 际 沟 通

【学习内容提炼，涵盖重点考点】

第一节 沟 通 概 述

一、沟通的概念

沟通是人们通过信息进行社会相互作用的过程。一般分为以下四个层次：自己和自己的对话称为自我沟通；在少数人之间的沟通称为人际沟通；组织和其成员、组织和其所处社会环境之间的沟通称为组织沟通；职业传播者通过大众传播媒介将大量的信息传递给众多的人称为大众传播。

★二、沟通的过程及要素

1. 沟通的过程是互动、渐进的过程，即双方均要发出信息，同时又要接收对方的反馈信息，根据反馈信息，调整策略，再次发出信息，如此往返，直到结束。

2. 沟通过程的要素包括　①信息发送者；②信息接收者；③信息；④渠道；⑤反馈；⑥环境；⑦干扰。

三、沟通的意义

1. 协调关系。
2. 社会整合。
3. 获得信息。

4. 教育学习。

5. 澄清事实。

6. 管理功能。

第二节　人际沟通概述

一、人际沟通的概念、特征与功能

（一）人际沟通的概念

人际沟通是指人们之间的信息交流和传递过程，包括人与人面对面的（如交谈、讨论等）和非面对面的（如打电话、传真、电子信箱等）两种信息交流活动。

（二）人际沟通的特征

1. 人际沟通的发生不以人的意志为转移　人与人之间可以在人的感觉能力可及的范围内自然产生并相互作用而发生沟通，任何人在任何情景下都无法阻止沟通的发生。

2. 人际沟通在积极的个体之间进行　人际交往的基础是相互重视和支持，这就意味着人际沟通的每个参加者，在相互发送信息时，必须判定对方的情况，预料对方的回答或反应。

3. 人际沟通方式与关系协调统一　保持沟通内容与人际关系的统一，才能实现有效的沟通，否则，不仅沟通难以顺利实现，还可能引起冲突。

4. 人际沟通是一个双向、互动的反馈和理解过程　沟通的目的不在于行为本身，而在于结果。如果预期结果并未产生，接收者并未对发出的信息做出反馈，那么也就没有达成沟通。

5. 人际沟通受多方面因素的影响　人际沟通受沟通者情绪、性格、文化程度、宗教、信仰等的影响，同时也受沟通的时间、自然条件及周围环境的影响，当这些内部或外在因素出现"故障"时，人际沟通可能产生障碍，会降低沟通的有效性。

（三）人际沟通的功能

1. 工具功能　人际沟通是人与人之间传递观念、知识、情感、思想的过程，沟通像是一座桥梁，使信息发出者和接收者互换信息，在沟通中获得实际利益。

2. 调节功能　人际沟通有利于提供信息，促使人们的行为保持一致，还能传播健康的社会思想，促使人们的社会行为规范化，有助于形成良好的社会心理气氛。

3. 保健功能　通过彼此的沟通，可增进成员间思想感情的交流，增加个人的安全感，增强亲密感，保持心理平衡，促进身心健康。

4. 促进个性的形成　人的个性是在特定的社会环境下，在与人的沟通中逐渐发展起来的。

二、人际沟通的方式

（一）语言沟通与非语言沟通

语言沟通指用语言符号（说的字词、书写的字词）系统进行的信息交流，包括口语和书面语的沟通；非语言沟通指用非语言符号（尖叫、呻吟、手势等）系统进行的信息交流，主要有体语、表情、目光、身体姿势、距离、时间、环境等。

（二）口语沟通与书面语沟通

1. 口语沟通　指通过说话的方式进行的沟通。常用于调查、访问、讨论、演说、咨询、电话联系等方面。

2. 书面语沟通　是指用书写和阅读的方式进行的沟通。如会议记录、书面报告、信件、通知、书籍、论文等。

（三）直接沟通与间接沟通

直接沟通指无需媒介作中间联系的人际沟通，如面对面的谈话、演讲、上课等，它是人际沟通的主要方式；间接沟通指除了依靠传统的语言、文字外，还需要信件、电话、电报等媒介作中间联系的人际沟通。

（四）正式沟通与非正式沟通

1. 正式沟通　指信息传递是在组织机构规定的途径中进行的沟通。如国家机关的文件、各种组织的会议、工作情况汇报、教师上课、课堂讨论等。其特点是沟通渠道固定，信息传递准确、规范，速度慢。

2. 非正式沟通　指通过正式渠道以外的沟通。如私下交换意见、议论某人某事、传播小道消息、私人聚会等。其特点是形式灵活，速度快，信息不可靠。

这两种沟通渠道相辅相成，不是对立的。

（五）单向沟通与双向沟通

单向沟通是信息的流动只由一方向另一方进行；双向沟通指双方互为信息的传递者和接收者的沟通。

（六）上行沟通、下行沟通和平行沟通

上行沟通是自下而上的沟通，指下级向上级反映情况的沟通；下行沟通是一种自上而下的沟通，即指上级把政策、目标、制度、规则等向下级传达的沟通；平行沟通是指组织或群体中的同级机构和成员之间的横向沟通。

最有效的方式仍然是面对面的交谈这种最原始的沟通方式。

★三、人际沟通的影响因素

（一）环境因素

1. 物理环境　光线、音量、噪声、隐秘性、距离、氛围、背景等物理因素都会影响沟通的效果。

2. 社会环境　在不同的社会情境，人们沟通的内容与方式都是不同的。

3. 历史背景　有无相同的经历、是否认识、是否已达成共识等因素会影响沟通效果。

4. 心理环境　人们的心情常常会影响到沟通。

5. 文化环境　不同文化，其沟通方式也有不同。

（二）个人因素

个人因素包括发送者因素和接收者因素，沟通者的生理及情绪、表达能力和理解能力、个性心理特征、社会文化、沟通方式不当等因素会影响沟通效果。

（三）信息因素

信息因素包括信息的意义与表达符号、信息的编码与译码、信息的组织。

（四）渠道因素

信息传递的渠道如受影响，也会影响人际沟通。

（五）干扰因素

沟通的外在干扰指环境中的景物、声音及其他刺激物；内在干扰指那些阻挠沟通过程进行的思想与情绪；语意上的干扰指部分用语没有得到社会的

普遍认可而出现理解的差异。

（六）理解因素

由于个人的社会经历、文化程度、生活背景等因素的影响，对同样的信息，不同的人会有不同的解释和理解。所以沟通时有必要相互澄清，避免由于理解的差异造成误会。

【模拟试题测试，提升应试能力】

一、名词解释

1. 沟通　　2. 人际沟通

二、选择题

A_1 型题

1. 影响人际沟通效果的环境因素是（　　）

A. 沟通者情绪烦躁　　　　　　　B. 沟通者听力障碍

C. 沟通双方距离较远　　　　　　D. 沟通双方信仰不同

E. 沟通双方价值观不同

2. 语言沟通的主要媒介是（　　）

A. 表情　　　　　B. 眼神　　　　　C. 文字

D. 手势　　　　　E. 姿势

3. 按沟通符号分类，人际沟通可分为（　　）

A. 语言沟通和非语言沟通　　　　B. 上行沟通和下行沟通

C. 正式沟通和非正式沟通　　　　D. 单向沟通和双向沟通

E. 纵向沟通和横向沟通

4. 实践证明，沟通方式与配偶是否在场、强劲的竞争对手是否在场有关，这表明人际沟通受（　　）

A. 物理环境影响　　　　　　　　B. 心理环境影响

C. 历史因素影响　　　　　　　　D. 价值观念影响

E. 社会背景影响

A_2 型题

5. "如果你有一个苹果，我有一个苹果，彼此交换，我们每个人仍只有一个苹果；如果你有一种思想，我有一种思想，彼此交换，我们每个人就有了两种思想。"萧伯纳的这句话说明人际沟通的（   ）

A. 社会普遍性   B. 目的性   C. 互动性

D. 关系性   E. 习得性

6. 小明的父亲很有生活情趣，经常会将一些自己的感受写在及时贴上，分散于家中各处，与妻子、儿女分享，这属于（   ）

A. 单向沟通   B. 口头沟通   C. 下行沟通   D. Y型沟通

7. 美国心理学家摩根对纽约州退休老人做调查，发现凡是在人际关系方面保持较多往来并较协调的老人，比那些很少与人交往的老人，有更多的幸福感，而后一种老人更多体验到的是悲伤感和孤独感，这体现出了人际沟通的（   ）

A. 认知平衡作用   B. 协调作用

C. 保健作用   D. 形成和发展社会心理的作用

三、简答题

1. 简述人际沟通的意义。

2. 简述沟通过程的要素及影响沟通的因素。

3. 简述沟通的特征与沟通的功能。

（丁　勇）

第九章

语 言 沟 通

【学习内容提炼，涵盖重点考点】

第一节　口语沟通

一、口语沟通的概念

口语沟通是指人们在社会交往中凭借口头言语传递信息、交流思想和感情的过程。

★二、口语沟通的类型与特点

说的方式一般有说话、交谈、演讲等，听的方式比较单一，通常称为"倾听"。有效沟通的形成首先依赖于说，而倾听则是有效沟通接收信息的保证。

（一）说话

说话的"质量"决定着交流能否进行、沟通是否有效，决定着人际关系是否和谐。说话有以下主要特征。

1. 情境性　说话必须根据沟通情境来选择话题和组合话语，使表达内容和表达形式与情境相适应。

2. 得体性　说话时要看接收者此时此刻的心理状态、情绪、文化程度及与自己的关系（亲疏远近）等条件。相同的一句话，在不同的环境中，沟通产生的效果是截然不同的。

3. 目的性　明确说话目的，是说话取得成功的首要条件。

（二）交谈

1. 定义   交谈是一方或双方为着某一个目的，以对话的方式，相互进行思想、感情、信息交流的活动过程。交谈是人际间最直接、最广泛、最简便的言语交往方式。

2. 特点

（1）动机明确，有针对性。

（2）听说兼顾，有互动性。

（3）口语化。

3. 过程及规律

（1）交谈的启动：顺利启动交谈一般遵循以下原则。首先，要树立信心，"世上无难事、只怕有心人"，要克服胆怯、害羞的心理，敢于开口说话；其次，用真诚和尊重的态度，创建良好的谈话氛围；再次，要寻找双方共同感兴趣的话题来启动交谈，调动彼此谈话的积极性；最后，要克服对平常话题的偏见，不是只有不寻常的事或高雅有学问的事才值得谈。事实上，日常生活的话题是启动谈话的最好途径。

（2）交谈的进行：发展谈话一般应注意以下方面。

1）自然转入话题：可采用因势利导、提问的方法等。

2）正确使用词句：交谈时首先要有较强的"口语意识"，少用书面语。其次要多用短句。语言尽量上口、省力，听起来明白易懂。

3）始终保持倾听。

（3）交谈的结束：交谈结束的方式是影响整个交谈成功与否的重要因素。恰到好处的结束，可使双方达到更进一步的沟通。结束交谈一般有以下方式：①水到渠成；②重复主题；③勿忘询问；④表达体会。

（三）演讲

演讲，又称演说、讲演，是一个人与众人之间的信息交流方式。与其他口语沟通形式相比有以下几点不同：

1. 表现形式不同   演讲最突出的表现是一人对多人，"以一对众"。

2. 前提目的不同。

3. 信息传递不同。

（四）倾听

1. 倾听的定义   倾听是指在交谈过程中，一方接收对方的语言和非语言信息，明确含义并做出反应的过程。

2. 倾听的技巧　倾听时要有恰当的反应、适当的提问。具体一般有以下几种：鼓励、复述、情感反应、摘述。

★三、口语沟通的影响因素

（一）沟通双方的态度

1. 共情的态度　指能给予对方以充分的理解，从对方的观念体系出发，设身处地地体验对方的内心世界，以语言准确地表达对对方内心体验的理解。共情是双方沟通的桥梁和基础，是交谈双方是否能达到有效沟通的重要影响因素。

2. 尊重的态度　指对交谈对象的接纳态度，能容忍对方不同的观点、习惯等。

3. 真诚的态度　使沟通双方有一种交往安全感，在情感上容易融洽。真诚的态度要求沟通双方更多地自我表露。以真心换真心，可达到意想不到的沟通效果。

4. 信任的程度　沟通者的信任程度取决于以下几种因素。

（1）信誉度：信誉好的人，有较高的信任度。

（2）了解度：指沟通双方互相了解的熟悉程度。了解度高，彼此信任度也高。

（3）权威性：指对知识水平、工作能力和资格的认可，权威者在其专业领域内具有较高的信任度。

（4）一致性：指双方的世界观、价值观等观念一致性的程度，一致性高则双方信任度也高。

（二）口语沟通的技巧

第一要诀：激发别人的谈话。

第二要诀：有条有理。

第三要诀：避免"我"字。

第四要诀：别插嘴。

第五要诀：避免枯燥的话题。

第六要诀：勿触怒别人。

第七要诀：勿道人长短。

第八要诀：讨论而非争辩。

第九要诀：别忽略沉默的人。

第十要诀：聆听——认真倾听。

（三）个人因素

1. 生理因素　人们处于疲劳或疼痛状态时，可以影响沟通的效果。

2. 心理因素　人们的心理状态处于情绪不佳、发怒、焦虑或者高兴、异常兴奋的状态均会影响沟通的效果。

3. 智力因素　双方知识水平、使用语言不同以及对事物的理解不同也会影响沟通效果。

4. 社会因素　不同种族、民族、文化、职业和社会阶层的人由于生活习俗的不同，或习惯用语的不同易于产生误解而影响沟通。

5. 信息传递　信息传递的速度太快或太慢，滥用信息符号或术语，发音吐词模糊等也会影响沟通效果。

（四）环境因素

周围环境的噪声、光线、卫生状况以及环境是否熟悉等因素影响沟通效果。

（五）理解因素

由于个人的观点、所处环境以及事由的不同，对于相同的情况会有不同的理解。

第二节　护理工作中的口语沟通

一、护患沟通的内容

护理人员与患者的沟通是有特定内容要求的，具有职业性。大致分为信息沟通、情感沟通和观念沟通。

（一）信息沟通

1. 环境信息　患者入院以后对医院的环境是陌生的，易产生恐惧、焦虑等心理，护理人员应帮助患者尽快熟悉病区环境，将相关信息告知患者。例如，住院的规章制度，医院及病区的环境，病室内病友的相关情况等。

2. 病情信息　护理人员应该站在患者的立场上尽量满足对方的要求，耐心解释。但是，也要谨慎行事，掌握保密原则，不该说的话，切忌乱说，避免加重患者的心理负担。

3. 知识信息 医务工作者在与患者交往时把医学领域里的新知识、新进展、新技术告知患者，将新的健康观念潜移默化地传递给患者，对患者进行有计划的健康教育，使患者重视身心健康，采取积极的生活方式和乐观的生活态度，提高生命质量。

（二）情感沟通

要想满足患者情感沟通的需要，调动患者的内在积极因素配合治疗，达到较为理想的康复过程，沟通时须注意：①尊重患者；②激励患者；③宽容患者。

二、护患沟通的种类

护理专业性交谈分为估计性交谈和治疗性交谈。

（一）估计性交谈

目的主要是收集信息资料，以确定患者现存的和潜在的健康问题。交谈所涉及的问题大多是与病情有关的问题。

（二）治疗性交谈

主要目的是为了帮助患者进行身心调适，为患者提供健康服务。交谈的内容是与患者健康有关的信息，最终要为患者确定护理问题，进行健康指导。

三、护患沟通的方式

1. 个别交谈 指两个人之间一对一的信息交流过程。
2. 小组交谈 指两个人以上的群体之间的交谈。可分为正式的小组交谈和非正式的小组交谈。目的是了解自己和他人的信息。
3. 电话交谈 指借助电信设备进行的同时异地双人交谈。

*四、护理人员沟通的艺术及技巧

对于护士来说，学习沟通交流的知识和技巧对建立良好的人际关系以及提高护理质量有着十分重要的意义。

（一）护理人员的口语艺术

1. 简洁精炼的艺术 在与患者沟通时，简洁精炼的话语常常比繁冗的话语更吸引人。

2.　句式选择的艺术　护理人员在医疗活动中的句式主要包括：陈述句、疑问句、祈使句、否定句和感叹句。

陈述句多用于宣传科学知识，解释疾病诊断和医院规章制度、医院环境、需要患者配合治疗的一些问题等。

疑问句一般用于询问疾病情况。反问句常有责备的嫌疑，护理人员应当避免此种方式询问。

祈使句有请示和命令两种。前者是商量的口气，使人感到被关心和尊重。后者是强令的指派，使人感到被轻视和敷衍。护理人员在应用祈使句时，应慎用命令式的祈使句。

否定句通常用于否定的意思。护理人员在使用否定意义的否定句时，应当比较慎重，避免刺激患者和家属，造成医患之间的对立。

3.　委婉而谈的艺术　委婉是指人们为了使对方更容易接受自己的意见，以婉转的方式表达语义的一种口语方式。运用委婉的语言进行护患交谈，患者或患者家属更易接受护理人员的建议。

4.　模糊表述的艺术　模糊表述，是指人们根据具体情况，在符合特定要求的前提下，主动运用的一种述说的方式，而不是指表达含糊不清，闪烁其词。语义较为宽泛含蓄，能产生特殊的交际效果。在这种情况下，表达者的思路是清晰的，目的是明确的。

5.　幽默风趣的艺术　幽默引人发笑又意味深长，它以善意的微笑代替抱怨，使人与人的关系变得有意义。在护患沟通中护理人员可适当运用比喻、模仿、直话曲说、假装糊涂等幽默技巧，既有效地表达护理人员的意见，又能调动患者的愉悦情绪，取得事半功倍的效果。幽默的运用亦应恰当，不恰当的幽默表达易产生误会。

（二）护患沟通的技巧

首次与患者交谈，好的开场白是形成良好第一印象的关键。

1.　开场的技巧　首先要面带微笑，给对方以温暖的感觉，营造良好氛围，拉近双方距离。然后要有必要的寒暄，寒暄是为了使双方都尽快稳定情绪、调整思路和心态，也是对双方谈话风格的初步了解。常见的开场方式有以下几种：①自我介绍式。②问候式。③关心式。④言他式。⑤赞美式。

2.　选择话题的技巧　与人交谈首先要明确谈什么，抓住对方内心的强烈需要，谈话才能打动对方。所以，话题的选择对交谈的展开起着决定性作用。

3. 有效倾听的技巧　做一个好的听众，应注重如下倾听技巧。

（1）得体的体态语言。

（2）专注倾听并适时插话。

（3）敏锐地体会谈话意图。

（4）不急于下结论。

（5）区别对待不同性格的患者。

（6）复核重点内容。

4. 提问的技巧

（1）封闭式提问：是一种将患者的应答限制在特定范围之内的提问，患者回答问题的选择性很小，有时甚至只是要求回答"是"或"不是"，"好"或"不好"，"同意"或"不同意"等。

封闭式提问的特点：省时，单位时间内获得的信息量大，但由于提问方式的限制而难以获得更全面的信息。护理人员占主动地位，患者被动回答问题，缺乏自主性。具有很强的暗示性。

（2）开放式提问：提问的范围较广，不限制患者，鼓励患者说出内心感受，特别是心理、精神等方面的信息。开放式提问的特点：有利于护理人员掌握患者的真实意见和观点。患者也能更好地发挥主观能动性，有较多的主动权。医护人员可获得更多、更可靠的第一手资料。便于护理人员有的放矢地护理患者，避免盲目性。但是，这种方法比较耗费时间。

（3）提问时要注意的问题

1）避免连续性提问。

2）不宜提对方不懂的问题。

3）不宜追问对方难以回答或伤感的问题。

4）不宜打破砂锅问到底。

5. 阐述的技巧　阐述是叙述并解释的意思。常见的阐述内容有以下几点。

（1）解释患者疑惑不解的问题，排除内心疑虑。

（2）护理操作各环节中相关事宜的解释。

（3）围绕患者存在的问题提出指导和建议。

6. 沉默的技巧　在护理工作中沉默的应用可以起到如下作用。

（1）有助于患者宣泄自己的情感，感到自己得到了尊重。

（2）患者觉得你在认真专注地听他诉说，有一种满足感。

（3）遇到棘手的问题时，通过片刻沉默，护理人员可以整理思绪，为解答患者提出的问题以及该如何进行交谈做好准备。

（4）患者在沉默中也可以考虑自己的问题以及需要进一步咨询的问题。

护理工作中，护患双方不能总保持沉默，护理人员要学会适时主动地打破沉默。

7. 安慰的技巧

（1）对身患绝症的患者：表达出当他需要你的时候，你就会在他身边的意思。同时，不要怕与患者身体接触，轻轻拍拍患者的手或主动拥抱一下患者，这都胜于言辞。

（2）对危重患者：不再过多地谈论病情和治疗情况。不妨谈谈患者关心或感兴趣的事，以此来转移患者的注意力，使其精神愉快，有利于患者的康复。

（3）对于老年患者：不要谈论死亡，不要提及儿女，尤其是儿女不孝的老年患者。要特别尊重他们，最好能像儿女一样关心体贴他们，让他们感受到家庭的温暖。

（4）对于残疾人：避免使对方产生护理人员在怜悯他的错觉。多说积极向上、鼓励的话语，运用正性激励的方法，列举残疾人与病痛作斗争的事迹，唤起患者重新生活的信心和勇气。

（5）对于不幸的人：要记住你所扮演的角色是支持和帮助者，谈话内容集中在对方的情感上，而不应该只讲自己的问题。不应以朋友的不幸为由来倾诉自己同样的经历。你可以对朋友说："我也曾经有过这种经历，我理解你此时的心情。"让患者有一种"同是天涯沦落人，相逢何必曾相识"的故交之感。

（6）对患者家属：护理人员谈话不宜过于直露，可多谈论平常事，让他们放宽心，或做好精神准备，在这个时候千万不能对患者有任何微词。

（7）对于死者家属：应该仔细倾听，对他们的感情表示理解。

8. 反馈的技巧

（1）反馈的时间要及时：对于患者询问的问题，最好及时告诉他，以免患者胡思乱想，增加心理负担。

（2）反馈的内容要准确：对你所反馈的信息做必要的补充和说明，使你反馈的信息真实可信，言简意明。

（3）反馈的方式要得当。

第三节 演 讲

一、演讲的概念

所谓演讲，就是演讲者在特定的时境和公共场合，借助有声语言（为主）和体态语言（为辅）的艺术手段，向众多人就某问题发表意见或阐明事理从而达到与众人沟通、感动听众并影响其行为的信息交流活动。

二、演讲的特点

演讲的特点主要有社会性、鼓动性、艺术性、工具性。

三、演讲的过程

1. 演讲的准备

（1）确立演讲主题：演讲者在确定主题时要注意：主题要正确、新颖、鲜明、集中、深刻。

（2）拟定演讲题目：要构思一个既鲜明生动又有吸引力的题目，需注意以下问题：题目要有积极性；题目要力求新奇；题目要有情感性。

（3）收集选择材料：选择材料时需注意以下几点：选择能表现主题的材料；选择典型材料；选择新颖的材料；选择有针对性的材料（演讲者在选择材料上，不能只从自己的兴趣出发，在服从主题的前提下，针对听众的需要来选材）。

（4）演讲的构思

1）构思开头：常见的开头方法有以下几种。由演讲的题目讲起；由当时的形势讲起；由新奇的事件讲起。

2）构思主体：要注意层次的安排、高潮的安排，还要构思结尾。

（5）撰写演讲稿 一般有三种方式：①撰写演讲提纲；②撰写简略稿；③全文撰写。

2. 演讲的实施

（1）演讲前的心理准备与场地准备：包括调整心态、演讲设想、嗓音练习和场地准备。

（2）演讲时的语言表达技巧

1）基本要求：准确精练；上口入耳；形象生动。

2）常用技巧

A. 声音：演讲者要发音洪亮，恰当地表情达意，娓娓动听。演讲者要掌握正确的呼吸方法，呼吸时尽量扩张胸腔，以保持感情充沛，声音浑厚、洪亮、圆润；演讲应使用标准普通话。

B. 重音：在使用重音时，应注意以下问题。一忌使用过多，处处都是重音，那就等于没有强调了；二忌过于吝啬，该用重音的地方不用，反而使演讲平铺直叙，缺少波澜；三忌重音使用不当，造成表意错误或语言过分夸张。

C. 吐字：演讲用语，一定要吐字清晰，咬字真切。

D. 语气语调：一段话用不同的语气或语调说出来，其所表达的情感色彩有时完全不同。一篇演讲，只有用了恰当的语气语调表达出了丰富的感情色彩，才是能感染人的。

（3）演讲的非语言表达技巧：包括表情、眼神、身体姿态。

3. 对演讲的反思与总结。

第四节　书面语沟通

一、书面语沟通的概念

书面语沟通指的是人们凭借文字来分享信息、思想和情感的过程。

二、书面语沟通的特点

1. 超时空性　书面语不受时空、地域的限制，可以在任何时间与地点进行。

2. 准确性　书面语往往是经过信息发出者深思熟虑、充分斟酌而成的，一般条理性和逻辑性较强，而且写定后不能更改，信息传递较准确。

3. 间接性　书面语沟通，交际双方不在同一场合、同一时间，具有间接性的特点。

4. 不确定性　书面语沟通其信息的获得是不同的人在不同的时间、不同的地点获得相同的信息，表现出对对方情况的不确定性。

5. 永久性　书面语沟通的形式一般都可以保存，只有认为没有用途才不保存。表现出永久性、长期性。

三、书面语沟通的形式与应用

（一）便签

常用的便签有请假条、留言条和托人办事条等。便签的内容一定要简洁明了，要注明时间，末了要签署姓名。

（二）函

函是平行机关或者不相隶属的机关之间商洽工作、询问和答复问题时使用的一种公文。函的措辞要得体，切忌命令式语言。

（三）文件

文件是机关、团体、企事业单位处理公务用的具有特定格式的公文。

（四）书信

书信是运用文字表达作者的思想、情感最直接的形式之一，同时也是写作者与阅读者之间进行交往比较坦诚的方式，因为书信受到的外界干扰较小，能更加真实地袒露出作者的内心世界，在语言上，常常不必精雕细琢，附庸时尚。

（五）文章

文章是以传播思想观点为目的的书面语沟通形式，主要指论说文、说明文、消息、调查报告。

（六）著作

著作所表现的人际交往是个体对群体的扇状交往关系。其沟通形式，不仅具有个体对群体的广泛性，而且还有比其他手段更显著的意向性或目的性。

四、书面语沟通的影响因素

（一）信息传递者的因素

信息传递者的写作水平，直接影响其信息传播的准确性。

（二）信息传递媒介的因素

信息传递媒介的质量，会影响书面语沟通的效果。

（三）信息接收者的因素

信息接收者的阅读能力是保障准确接收信息，进行有效沟通的前提。

第五节　护理工作中的书面语言沟通

★一、护理文件

护理文件指护理过程中所书写的一切文字形式，它使用于护理工作的各个环节。

1. 护理表格　体温单、医嘱单、治疗卡、床头卡、饮食单等是运用相关符号和词组在固定的表格中填写的护理记录，在填写中要求简洁明了，字迹清楚，项目齐全，准确及时。

2. 护理记录单　护理记录、护理计划、健康教育处方、病室交班报告等是以简明扼要的文字为主要表达方式所书写的常用护理文件，在书写时应力求重点突出、文字简练、内容连贯。

3. 护理科研论文　是以说明文和议论文为主要表达形式，将护理科研成果或临床护理经验以科学的方法进行总结，经过科研设计、实验、观察并取得第一手资料，再经归纳、总结、分析及必要的统计学处理而撰写成的护理科技作品。

二、护理管理应用文

护理工作计划、总结、规章制度、调查报告、请示报告、措施、通知等是各级护理管理工作者在处理各种公事中应用的文体，除具有应用文共同的功能外，还具有护理专业的特色和个性。

三、护理书面语言的写作要求

护理人员在进行书面语言沟通时应掌握以下要求。

1. 科学性　不能凭空想象、猜测，以科学求实的态度对待写作，不搞主观臆断，先入为主，不以个人的意向进行取舍。

2. 实用性　护理书面语言中的各种文体，如病室交班报告、护理病历、护理科研论文等都有相应明确的读者对象，都是为了解决预防、治疗疾病、护理患者和增进人类健康中的实际问题。护理书面语言沟通一定要力求确切、简洁，不追求语言的艺术化，要求用叙述、说明、议论的手法书写。

3. 时效性　与患者生命相关的事，都应分秒不差地记录下来，尽量不追记或补记。

4. 真实性　护理人员在记录病情时要做到一丝不苟，必须经过自己实地分析后才作记录，有时一些表面现象并不能真实反映患者的情况。

5. 规范性。

6. 简洁性。

★ **四、护理书面语言写作的常见错误和书写要领**

1. 书写格式方面的常见错误　包括：医学术语使用不当；用字不规范，字迹不工整，错别字多；乱用简称、符号等。

2. 书写内容方面的常见错误　包括：缺乏连贯性；内容空洞，记录与事实不符；重点不突出；对主诉缺乏分析和检查；对心理状态观察、记录不够。

3. 护理书面语言写作的要领

（1）认真细致的观察，掌握准确的资料。

（2）记录重点突出，详略得当，前后连贯。

（3）注重对患者身心整体状态的记录。

（4）重视书写规范化，准确运用医学术语。

【模拟试题测试，提升应试能力】

一、名词解释

1. 口语沟通　　2. 书面语沟通　　3. 演讲　　4. 倾听

二、选择题

A_1 型题

1. 护患交谈、医护交谈和医患交谈属于交谈中的（　　）

A. 小组交谈　　　B. 治疗性交谈　　C. 个别交谈

D. 集体交谈　　　E. 大众交谈

2. 下列不属于演讲特点的一项是（　　）

A. 是一人对多人的交流方式　　　B. 有较强的艺术感染力

C. 可以形成有效的互动　　　　　D. 需要做好精心的准备

E. 无需用语言进行反馈

3. 下列倾听技巧不正确的是（　　）

A. 边看电视边听对方讲话　　　　B. 眼睛看着对方

C. 有适宜的点头和微笑　　　　　D. 适当的时候进行提问

E. 身体前倾

4. 在护患交谈中，如护士希望得到更多更真实的信息，可采用的最佳技巧为（　　）

　　A. 阐释　　　　　　　B. 重述　　　　　　　C. 核实

　　D. 提问　　　　　　　E. 沉默

5. 护患交谈中，如护士希望给自己提供思考和观察的时间，可采用的最佳技巧为（　　）

　　A. 倾听　　　　　　　B. 鼓励　　　　　　　C. 核实

　　D. 患者重述　　　　　E. 沉默

6. 在护理工作中，护士与患者进行小组交谈时，患者数量最好控制在（　　）

　　A. 1～2 人　　　　　B. 3～7 人　　　　　C. 8～10 人

　　D. 10～15 人　　　　E. 16～20 人

7. 下列简称和符号正确的是（　　）

　　A. 甲减　　　　　　　B. 胸称　　　　　　　C. 肺 A

　　D. 白 C　　　　　　　E. 吸氧

A_2 型题

8. 小李因病住院，护士在登记时和小李进行了沟通。护士问小李：“您是从事什么工作的？”“您今年多大了？”护士对患者进行的提问是（　　）

　　A. 开放式提问　　　　B. 封闭式提问　　　　C. 敞开式提问

　　D. 随意式提问　　　　E. 严肃性提问

9. 在护理工作中，护士经常对患者说“您配合得很好！”这样的话，对患者起到的作用是（　　）

　　A. 鼓励　　　　　　　B. 安慰　　　　　　　C. 提问

　　D. 核实　　　　　　　E. 劝说

10. 患者向护士询问手术是否有风险，护士回答说：“做与不做都有危险，你自己选择！”这种回答方式属于语言交流禁忌中的（　　）

　　A. 语调冷漠　　　　　B. 说话含糊其辞　　　C. 方式欠灵活

　　D. 态度不坦诚　　　　E. 缺乏尊重

11. 护士小张的护理记录有这样的表述：某患儿近几日腹泻，一天中大概腹泻七次，违反了护理书面语沟通的（　　）

　　A. 实效性　　　　　　B. 规范性　　　　　　C. 科学性

D. 真实性　　　　　　　E. 实用性

A$_3$ 型题

（12～13 题共用题干）

患者赵女士，76 岁，因肺癌入院。今天需续缴住院费，护士来到病房进行沟通。

护士："赵大妈，我都告诉你了，你的账上已经欠款 1000 多元了，今天你必须把钱交上，否则就得停药了。"

赵大妈："我不是不交，不是和你说了吗，我儿子这两天出差不在家，等他回来我就交款，你这护士总来催我，真是烦人。"

护士："是我催你吗，我好心来告诉你，还说我烦人，没钱就别来住院。"
赵大妈听了气得浑身哆嗦了起来。

12. 护士采用了（　　　）

A. 鼓励性语言　　　　B. 暗示性语言　　　　C. 劝说性语言

D. 安慰性语言　　　　E. 指令性语言

13. 护士采用了不利于交谈中的（　　　）

A. 争强好胜　　　　　B. 态度生冷，情感淡漠

C. 自以为是　　　　　D. 妄下结论　　　　　E. 不容他人

三、简答题

1. 作为一名当代护士应具备的语言沟通技巧有哪些？

2. 简述倾听的技巧。

3. 护理书面语言沟通的常见错误有哪些？

四、案例分析题

患者李某，肝硬化 8 年，近日因病情加重住院治疗。经过住院治疗患者的病情稳定，一周后的一天晚上，患者出现睡眠欠佳、烦躁不安等症状，晚班护士未做任何记录，只对晚班护士进行了口头接班，晚班护士接班后不久患者突然大量呕血，经抢救无效死亡。患者家属投诉医生护士观察病情不及时，抢救不得力是造成患者死亡的主要原因，而医院又拿不出有力的证据证明院方无过错，从而导致不必要的医疗纠纷。

思考回答：是什么原因造成医疗纠纷？从中应该吸取哪些教训？

（潘建英）

第十章

非语言沟通

第一节 概 述

一、非语言沟通的概念

非语言沟通是指以表情、手势、眼神、触摸、空间、时间等非自然语言为载体所进行的信息传递。

★二、非语言沟通的特点

1. 连贯性 就非语言交际符号本身而言，往往以一两种符号手段为主，辅以多种形态的协调配合，综合构成一束信息，使接受信息的一方能全面译解，准确掌握传送来的密码。这一系列过程，即为非语言沟通的连贯性。

2. 真实性 一般人是难以用非语言符号骗人的，非语言符号能够表露、传递信息的真实意思。

3. 相似性 在人际沟通中，人们常常将语言交际符号转化成与之相应的可供选用的某些非语言符号，这一种转换称之为相似性。

4. 多义性 非语言符号在不同的民族、不同的地区和不同的境况有不同的解释，这称为多义性。不同的民族有着不同的文化背景和生活习惯，因此不同的民族具有不同的非语言交际符号。

5. 通义性 也指共同性，指不同民族、不同地区、不同肤色之间，人们大多使用相同的非语言来表达某一种情感。因此，面部表情多被人们视为一种"世界语"。

6. 协同性　各种非语言信息在沟通中相互关联，互为依托，协调一致称为非语言沟通的协同性。

7. 及时性　指非语言信息未经思考就立即做出的习惯性动作和条件反射。

8. 心理性　指非语言符号在具体的语境中，直接体现人的心态。这是通过非语言符号直接给予对方心理上的刺激，作用于对方意识的过程。

三、非语言沟通的意义

1. 有助于情感的表达，增强沟通效果。
2. 有助于自身素质的提高，增进双方沟通。
3. 有助于个人形象和社会生活的美化，提高生活质量。

第二节　非语言沟通的作用及表现形式

★一、非语言沟通的作用

一般来说，非语言沟通在人际交往中有以下六种表现和作用，即补充语言符号，替代语言符号，强调语言符号，重复语言符号，调节语言符号。

1. 补充作用　亦称为辅助作用。它可以加强自然语言的分量，使语言的表达更加准确和深刻。

2. 替代作用　是指以非语言符号代替语言符号传递信息。当某件事不便用言语表达或特定环境阻碍了语言交流，这时便会用非语言符号替代，最典型的替代是哑语。

3. 强调作用　指对有声语言含义的强化。

4. 否定作用　指对语言符号所传递信息含义的否认。当非语言符号传递的信息与语言沟通发生矛盾时，对方就会对语言的表述产生怀疑且否定。

5. 重复作用　指以非语言符号重述语言符号以引起对方注意所传递的信息。生活中，我们常自觉或不自觉地使用着各种非语言符号来重复语言的表述，使信息传递更加有力、准确。

6. 调节作用　指用非语言符号来协调和调控人与人之间的言语交流状态。

★二、非语言沟通的分类及表现形式

(一) 动态语

动态语即体态语言，是以身体动作表示意义的沟通形式。

1. 头语

（1）点头：有表示赞成、肯定的意思；有表示理解的意思；有表示承认的意思等。在某些场合，点点头表示礼貌、问候。

（2）摇头：一般表示拒绝、否定的意思。在一些特定的背景、条件下，轻微的摇头还有沉思的含义和不可以、不行的暗示。

（3）仰头：表示思考和犹豫的意思。

（4）低头：有两种含义：一是陷入沉思时；一种是受到批评、指责时，自己理屈词穷时会低头，表示认错、羞愧和无地自容。

2. 手势语　是指用手和手指的动作来传递信息，是体态语言的主要表现形式，可以表达丰富的意思。大体把它分为四种：

（1）指示手势：一般是指人或事物所处的方向和位置，它可增加真实感和亲切感。常用以指明谈论的具体对象，只适合在谈话时视力可及的范围选用。

（2）情意手势：是用以表达感情的一种手的动作。

（3）象形手势：是用以模拟人或物的形状、体积、高度等的手势，通过比划事物的形状特点，引起听众注意，使其有一个具体而明确的印象。运用时往往与语言同步进行。

（4）象征手势：常用以表达较为复杂的情感和抽象的概念。

1）"O"形手势：也称"OK"手势，即拇指和示指形成圆圈，其他手指略成弯曲状。它的含义在讲英语的国家是"OK"，表示"高兴"、"赞扬"、"顺利"、"了不起"；在法国则代表"零"或"没有"；在日本、缅甸、韩国则代表"钱"；在印度表示"正确"；在中国表示"零"或"三"（表示三时，中指、环指、小拇指伸直），在巴西则表示"肛门"。

2）"V"形手势：即示指和中指向上形成"V"形，其他手指自然弯曲握成拳状，掌心向外。在英国、美国及非洲国家，此手势的含义是胜利。若掌心向内，在西欧各国表示侮辱、下贱之意。这种手势也可代表数字"2"。

3）拇指手势：即将大拇指向上翘起，其他四指自然地向手心方向弯曲握住成拳状。在中国，它的含义是赞赏，如"好样的"；在希腊是"滚蛋"的意思；在日本是指"老爷子"；而在英国和美国表示"搭便车"；在意大利也用来表示数字"1"（若大拇指向下多表示蔑视、不好之意）。

4）响指手势：是用拇指和中指相互摩擦发出"叭叭"的响声，表达一种喜悦、赞同之意，或是无聊之举。这种声音有时会令人反感，在陌生人或不熟悉的人面前使用响指手势是不妥的；用此方式打招呼会被认为没有教养和不礼貌的举动，慎用为宜。

3. 身体语言　主要指身体姿势显示出的气质。一个人不论写字、走路，还是就座、持物的姿势，都能相当接近地表达出他的个性。

4. 面部表情　许多细微复杂的情感，都能通过面部表情的变化来传情，它对口语表达起着解释和强化的作用。

（1）表情与情绪：人们恐惧、快乐、惊讶、气愤、厌恶、悲痛等感情的表达，大多数都能从面部体现出来。但表情是千变万化的，人们使用和操纵面部表情的原因大致有四种：第一，强化真实情绪；第二，减弱真实情绪；第三，中和真实情绪；第四，掩饰真实情绪。

所以要从表情中获得准确的信息有一定的难度。这就要求我们在社会生活中，应仔细观察人们的面部表情，用心倾听对方的话语，尽量去感知和理解话外之音，从而达到沟通思想，相互了解的目的。

（2）表情与眼神："眼睛是心灵的窗户"。目光是传递信息十分有效的途径和方式。具体作用表现在以下几个方面。

1）表达思想感情：目光语所表达的极为微妙、细致的内涵，有时连语言都无法替代。

2）塑造形象：不同的眼神体现出不同的形象。

3）显现关系：目光不仅能表达人际关系的亲疏程度，也能表达人际间支配与被支配的地位关系。

目光语的运用与交际者眼睛注视的部位、停留时间的长短、注视的方式及控制对方的眼神有关。

A. 目光投射的方向：注视的部位不同，表明双方的关系不同，注视的信息也不同。

公务凝视：注视对方额头与双眼之间形成的三角区域，表示严肃认真，事关重大，公事公办，常用于谈判、公务洽谈、磋商、手术前与患者谈话等。

社交凝视：注视对方双眼到嘴唇之间形成的三角区域，表示亲切、温和，多用于社交场合。

关注凝视：注视对方两眼之间形成的区域，表示专心致志、关心重视对方。多用于劝导、劝慰对方，安慰患者，但时间不可过长，一般不超过10秒钟。

亲密凝视：包括近亲密凝视和远亲密凝视。近亲密凝视注视对方双眼到胸部，表达炽热的情感，适于关系亲密的异性之间的情感表达。远亲密凝视注视对方的眼睛到腿部，表达亲人之间、恋人之间和家庭成员的亲近友善。适于注视相距较远的熟人。

随意凝视：指对对方任意部位随意一瞥。既表示注意，又可表示敌意。多用于公共场所注视陌生人。

B. 目光投射的方式

正视：表示尊重对方，坦诚，适用于各种情况。

斜视：对对方表示轻蔑、反感。

凝视：表达一种专注、恭敬。

环视：表示重视、礼貌，一视同仁。

虚视：即眼裂变小，瞳孔缩小，眼神不集中，表示失意、胆怯、疑虑等。

C. 目光投射的角度：一般来说，直视表示平等，仰视表示崇敬、期待，俯视表示权威、支配。

D. 目光投射的时限：一般交谈时听者视线接触对方脸部的时间，应占全部谈话时间的30%～60%。超过或低于这一平均值，可以反映对方对谈话兴趣的高低。如对方是异性，双目连续对视不宜超过10秒钟，否则是失礼的表现。

5. 人体触摸　指人与人之间的皮肤接触，包括抚摸、握手、依偎、搀扶、拥抱等。恰当的触摸会产生良好的效果。

（1）职业性接触：指由于工作关系而采用的身体之间的接触。如医务人员为患者体检的触诊，体现了一种关怀。

（2）礼貌性接触：指表示尊重对方的身体接触。例如，社交中同事的握手，表示欢迎、问好。

（3）友爱性接触：指表示关系亲密的身体接触。例如，好朋友相互挽着胳膊或拉着手逛街等，表示了友好的关系。

（4）情爱性接触：指表示亲情、爱意关系的身体接触。

（二）静态语

静态语是指以空间环境、时间控制及服饰等一些处于相对稳定状态的信息传递。

1. 空间效应　包括个人空间和人际距离。

（1）个人空间：亦称为个人世界。是指人在沟通中所处的单独环境，也可以说是独处的领域范围。个人空间可以为一个人提供安全感，使个人的情绪得到良好的控制。

（2）人际距离：在人类交际活动中，"距离"这个词有两层含义：一是指交际主体之间存在的心理距离；二是指交际主体之间保持的空间距离。一般来说，心理距离越近，双方关系越好，交际时的空间距离也就越近。

1）概念：个体之间在进行交往时通常保持的距离。这种距离受到个体之间由于相容关系不同而产生的情感距离的影响。

2）距离学基本理论：美国学者爱德华·霍尔阐述了人际距离影响沟通的问题，并将距离分为以下四种。

A. 亲密距离：0.44m 以内，属于非常亲密的人之间的交往区域。如果不具备这种条件而无缘无故地进入这种距离，便会视为个人空间被侵犯。

B. 私人距离：0.45～1.2m。适用于亲朋好友、同学、同事、医护人员、患者与医护人员之间的交谈。

C. 社交距离：1.2～3.5m，属于正式场合和公务场合社交的正常距离，非个人事宜、小型会议、交接班、会诊等，多采用这种距离。

D. 公众距离：3.5m 以上。是公众场所保持的距离。如演讲、作报告、讲课等，这个距离一般不适于个人交谈。

3）人际距离的注意要点：一是满足个人空间需要；二是满足个人隐私需要；三是把握个人空间位置可产生良好的沟通效果。

界域语又称空间语，是指沟通双方通过个人空间位置和距离（或当事人座位的方位）体现出来双方关系的一种体态语。人们对位置的选择与彼此间关系及沟通的目的有关。

护理人员应根据人际距离的特点，在工作中根据交往的内容、交往场合和交往对象选择适宜的界域语，以产生最佳的沟通效果。

2. 时间控制

（1）掌握时间能传递相关的信息和态度：在日常生活、工作中，有没有时间观念往往关系着对一个人的印象和评价。

（2）控制时间还包含着行为是否礼貌的信息。

3. 环境布置　指人们对所在场合的合理安排。环境的布置在客观上会给人传递出一定的信息。

4. 衣着仪表　指一个人根据个体生理、身体特征，经过别具匠心的包装而形成的一种直观的外在形象，并通过这种非语言符号表达出个人风度、气质的一种标志语。

（1）衣着：我们往往可以从一个人的衣着装束中获得个性特征、职业爱好、社会地位、信仰观念、文化修养、生活习惯等方面的信息，即所谓"视其装而知其人"。一个人的衣着应穿出个性，穿出气质。

当今，世界服装界强调"TPO"原则，Time——时间，Place——地点，Occasion——场合。这个原则较科学地简述了衣着与时间、地点、场合相适宜的重要性。

着装还应与身材、脸型协调，扬长避短，穿出特色。

（2）仪表：是指人的外表，包括容貌、身材、姿态、修饰等。其中容貌、身材是先天就有的，与遗传有关；姿态、修饰是后天形成的，与教育训练有关。

1）仪表：即外在形象，大致可分为三类，即自然形象、修饰形象、行为形象。

A. 自然形象：就是人们常说的长相，是先天就有的。天赋的长相是不能选择的，我们都应该学会扬长避短。不美的部分是可以通过恰当的修饰来弥补和遮掩的，还可以加强内在修养，以强大的内在魅力来弥补外部魅力的不足。

B. 修饰形象：是一个人通过人工的方法修饰自己所形成的一种修饰后的外观形象，又称外观形象。对自己的仪表做适度的修饰，可以挖掘自身潜在的形象魅力，表现出对生活的热爱，对个人的自信，还能说明对他人的尊重。

C. 行为形象：是由表情、举止、谈吐等要素构成的。

2）交际中的仪表：在日常人际交往中，仪表与个体的气质、风度、魅力息息相关，而一个人形成良好的魅力也离不开仪表。

（三）类语言

类语言是指有声而无固定意义的语言外符号系统，它是功能性发声，不分音节而发出的声音。诸如哭声、笑声、哼声、叹息、咳嗽、掌声以及各种叫声。类语言在沟通思想、传递信息、交流情感的作用和效果中，丝毫不比语言符号逊色。

1. 微笑　指通过略带笑容、不发出声音的笑来传递信息的体态语言。它是一种良性的脸部表情，反映出一个人的内心世界，是自信的标志、礼貌的象征、情感的体现。

微笑语的功能有：①能够传情达意。②改善交往环境。③优化个人形象。

微笑是社交场合中最富有吸引力、最有价值的面部表情。微笑是发自肺腑、发自内心的笑，应该笑得真诚、自然、适度、适宜。

2. 几种不雅的笑　如冷笑、狞笑、窃笑、怪笑、媚笑、假笑、怯笑、奸笑等。

我们在人际交往中，熟悉和掌握类语言的成分，将有助于通过声音来判断对方的情绪，了解人们的需求，以便能及时做出反应，实施有效的沟通。

（四）辅助语言

辅助语言是指语言的非语言部分，包括语速、音量、音质、音色等声音要素。辅助语言在沟通中也起着十分重要的作用。

1. 语速　不同的语速可以传递不同的信息。

2. 音量　指说话人声音的高低、强度的大小。声音的高低，可反映紧张的程度。说话的音量还与个性特征有密切的关系。

3. 音重　指一句话中所强调的语词。在交际过程中，同一句话，其音重的位置不同，所表达的意义就有很大的差别。

4. 音质　是声带通过共鸣器发生变化和变调的产物。一个人在不同的情绪支配下，说话的声音便有所不同。所以，音质常常在沟通中敏感地传递着各种信息。

第三节　非语言沟通的行为准则

一、非语言沟通的禁忌语

1. 禁忌的姿态语　包括易于误解的手姿、不卫生的举动、不稳重的身势和失敬于人的姿态。

2. 禁忌的情态语　包括失礼的眼神、无原则而不合时宜的"笑"，都是一种不友好、不尊重人的表示。

3. 禁忌的触摸语　包括：异性间在公共场合中过多的身体接触；不顾场合，不分男女、不看长幼、不顾身体部位的触摸或身体接触，这都是交往或沟通的"禁地"。

4. 禁忌的空间语　包括令人厌恶的窥探行为和违反常规的无规矩行为。

5. 禁忌的标志语　指不符合身份、地位、职业、场合的穿着打扮，不合时宜的说笑、打闹等行为举动。它会引起人们的不舒服和反感。

6. 禁忌的辅助语　指同语调不一致的辅助语。

★二、非语言沟通的行为规范

（一）挺拔的站姿

人的优美体态一般是从以下几个方面体现出来的。

（1）头正颈直，双目平视，嘴唇微闭，面带微笑或平和、自然。

（2）挺胸、收腹、展肩、提臀、立腰。

（3）双臂自然下垂，女性双手相握放于上腹、中腹或下腹。男性双手在背后交叉或体前交叉。

（4）双腿直立，两膝靠拢，双脚呈平行步；或两脚跟靠紧，脚掌分开呈"V"字形；或呈"丁"字步。

（5）身体重心放在两脚中间，头似悬梁，整个身体有"向上拔高"的感觉。

优美的站立姿势，关键在于脊背必须挺直。

（二）端庄的坐姿

端庄的坐姿，具有如下几个特点。

（1）上身自然垂直，腰部挺起，目光向前平视，嘴稍闭。

（2）双肩平整放松，双手轻握，置于腰部、腿上或桌子上。

（3）双腿自然弯曲并拢或稍内收，双脚平落地上并拢或交叠。

（4）入座后，臀部占位深度不超过坐面的2/3。

（5）穿裙子的女性落座时，把裙子收拢后再坐。

坐姿要做到端正，关键是双腿要完全并拢，尤其是膝部以上必须完全并拢。

（三）优美的走姿

走姿亦称行姿，是指人体行动中的形体动作。应该注意掌握以下几点。

（1）双目平视，下颌微收，面容平和自然。

（2）昂首挺胸，收腹立腰，双肩平稳，双臂前后自然摆动，摆幅不超过30°～35°。

（3）脚尖朝前，落脚轻稳，两脚内侧落在一条直线上，前脚跟至后脚尖的间距以一脚为宜。

（4）身体重量应从脚跟—脚掌—脚尖过渡。

（四）优雅的蹲姿

通常人们采用下列三种方式：交叉式蹲姿、低式蹲姿、点地式蹲姿。

（五）规范的手势

运用手势时，要注意面部表情和身体各部分的配合和协调一致。

1. "直臂式"手势　指示方向时用的手势。一般是将左手或右手提至齐胸高度，五指伸直并拢，掌心向上，以肘部为轴心，朝欲指示的方向伸出前臂。亦称引导手势。

2. "横摆式"手势　一般指迎接来宾时采用的手势，称为"请进"的手势。方法是：五指伸直并拢，掌心向斜上方，腕关节伸直，手与前臂形成直线；手从腹前抬起，向右摆动至身体右前方，以肘关节为轴，肘关节以弯曲 140°左右为宜；手掌与地面基本上保持 45°，左手下垂，目视来宾，面带微笑。

3. "斜式"手势　通常指请来宾入座时的手势。这种手势为左手或右手屈臂由前抬起，以肘关节为轴，前臂由上向下摆动，使手臂向下成一斜线指向座位，表示请来宾入席。

4. "抬高式"手势　多用于向他人介绍时采用的手势。规范动作是：手心朝上，手背朝下，四指并拢，拇指张开，手掌基本上抬至肩的高度并指向被介绍的一方。

（六）合理的排序

一般以左为尊，以右为卑。具体说来，并排站立、行走或者就座时，主人理应主动居右，而请客人居左；晚辈居右，请长辈居左（即请客人、长辈上座）。

第四节　护理工作中的非言语沟通

★一、表情

（一）目光语

护患关系是一种平等关系，最为理想的目光投射角度是平视，能体现出对患者的尊重。护理人员与患者交流沟通时，可以适当地调整视线角度，并能熟练运用目光表示出一种亲和力。

（1）与儿童交谈，可采取蹲式、半蹲式或坐位。

（2）与患者交谈，身体尽量前倾，以此降低身高。对于极度衰竭的患者，护理人员可以采取半蹲位或坐位，以便平视患者，倾听诉说，以便获得更多的信息。

（3）利用地势，在交谈中可根据对方的身高，灵活地利用地势来调整自己与对方的视线，尽可能地以平行视线与交谈者对话。

（二）微笑语

在护理工作中，护理人员微笑时应该注意以下三个问题：①表里如一，声情并茂；②气质优雅，文明礼貌；③微笑和谐，恰到好处。

护理人员应怀着真诚的情感，把关心式、友善式的微笑带给他人。要用自然的微笑给患者带来生命的希望，增添与疾病作斗争的勇气。

二、手势语

许多医院的医护人员面对一些正在接受治疗、不便说话的患者，还自编了简单易学的规定手势语言，加强与患者的沟通。

三、首语

首语是指一种靠头部的活动来表达信息的体态语。

四、触摸

触摸是指一种人与人之间的皮肤接触，包括抚摸、搀扶、依偎、握手、拥抱等。触摸与心理护理密切相关，皮肤刺激通过神经末梢传导作用于机体，可以减轻因焦虑和紧张等引起的疼痛，产生良好的心理和精神安慰。

（一）触摸应用的意义

1. 触摸有利于儿童生长发育和疾病的治疗。
2. 触摸是重要的心理支持。
3. 触摸有利于改善人际关系。
4. 触摸可传达信息。

（二）触摸的注意要点

应用时，要考虑性别、年龄、社会文化背景、关系的亲疏、情境及触摸的形式和部位等诸多因素，选择相应的触摸方式。

五、空间、距离与时间

医护人员在医患人际关系的交往中，应注意空间与距离对于双方的影响。

（一）空间

1. 尊重原则　要尊重患者的个人空间，不要触及个人的物品和隐私权。
2. 自主原则　允许患者在属于自己的空间领域里自由活动、自主决策。
3. 区别对待　掌握患者的个性特征，对直接或间接影响患者个人空间的一些活动，医护人员在操作前要及时给予必要的说明和解释，并尽量降低患者隐私的暴露程度。
4. 充分理解　护理人员应站在患者角度思考问题并充分理解患者，让他们认识人们需要个人空间，也需要共享空间。

（二）距离

1. 亲密距离　护理人员在治疗性人际沟通中，经常与患者接触，例如，体温、脉搏、呼吸、血压的测量，皮肤护理，临终护理，观察病情等。护理人员在操作前应向患者说明，请患者配合，避免不安或不适。
2. 私人距离　在与患者的交谈中使用此距离，有利于更好地收集病情资料，是医护人员与患者交往的较为理想的人际距离。
3. 社交距离　医务人员在工作中的社交距离，如小型会议、交接班、会诊等，多采取这种距离。
4. 公众距离　护理人员对患者进行健康教育、疾病的预防知识讲座等。

（三）时间

护理工作应合理运用时间和控制时间，程序合理，才能提高工作效率，忙而不乱，也不影响患者的正常休息。

★六、仪表

护理人员应该遵守护士的仪表原则，具体要求如下。

1. 护理人员仪表修饰的要求　要整洁实用。护理人员上班之前，应该做好个人卫生，工作服清洁、平整、无污物，扣好衣扣，内衣不外露，戴帽子和口罩；仪表要求简单、明快、朴实、实用，应给人以端庄、高雅的印象。

2. 护理人员仪表修饰要点　护理人员要淡妆上岗。

（1）帽：头戴护士帽，就有一种职业责任感。

1）燕式帽：要戴正、戴稳，距发际 4～5cm 以白色发卡固定在脑后的头发处，不要用黑色的发卡，也不要卡在前面。戴燕式帽，要求头发前不过眉，后不过肩。如果是长发可用发网盘起。

2）圆帽：戴帽时要求帽的前沿不要遮住了眉毛，前后不露头发。

（2）衣：护士服一般为白色裙服，针对不同的科室也可选择不同的色彩和样式。夏天内穿的裙子长度不要超过工作服。

（3）鞋：软底、坡跟或平跟，能防滑，颜色以白色为主，也可以是乳白色。

（4）袜：肤色袜子最佳，不要穿破损的袜子。袜子的边不要露出工作服或裤子之外。

【 模拟试题测试，提升应试能力 】

一、名词解释

1. 非语言沟通　　2. 动态语　　3. 静态语　　4. 人际距离　　5. 界域语

二、选择题

A_1 型题

1. 最丰富的非语言信息来源是（　　　）

A. 触摸　　　　　　　B. 面部表情　　　　　C. 手势

D. 身体的姿势　　　　E. 目光的接触

2. 下列不属于非语言沟通形式的是（　　　）

A. 手势　　　　　　　B. 面部表情　　　　　C. 身体运动

D．身体姿势　　　　　E．健康宣教资料

3．无论哪个国家，哪个民族，无论男女老少，都可以用相同的非语言沟通符号来表达同一种感情，体现了非语言沟通的（　　）

A．独立性　　　　　B．共同性　　　　　C．真实性

D．民族性　　　　　E．情感性

4．老朋友久别重逢，互相拥抱，体现了非语言沟通的（　　）

A．表达情感　　　　B．验证信息　　　　C．暗示作用

D．显示关系　　　　E．替代作用

5．下列不是肢体语言的为（　　）

A．手势语　　　　　B．界域语　　　　　C．首语

D．目光　　　　　　E．触摸

6．非语言沟通的特点不包括（　　）

A．真实性　　　　　B．共同性　　　　　C．及时性

D．夸张性　　　　　E．心理性

7．手势按其内容和作用可分为四种，其中不属于手势的是（　　）

A．指示手势　　　　B．象征手势　　　　C．象形手势

D．代替手势　　　　E．情意手势

8．正常护患之间的交谈，双方的适当距离为（　　）

A．0～0.46m　　　　B．0.46～1.2m　　　C．1.2～3.6m

D．3.6m 以上　　　　E．0.5～3.6m

9．向交流双方创造适应和整体思路过程的非语言交流技巧是（　　）

A．保持眼神接触　　　　　　　　B．专业性皮肤接触

C．坐姿略向前倾　　　　　　　　D．采用个人距离对坐

E．短时间的抚摸

10．当一个人的语言和非语言行为发生矛盾时，我们更倾向于相信非语言行为，这时因为非语言行为具备以下哪项特点（　　）

A．多渠道　　　　　B．多功能　　　　　C．真实性

D．情绪表现　　　　E．多种含义

A₂ 型题

11．在我们要讲话时，往往先"清清喉咙"以表示我们有话要说。这说明，非语言行为对语言行为具有（　　）

A. 补强作用　　　　　　B. 重复作用　　　C. 替代作用

D. 驳斥作用　　　　　　E. 调整作用

12. 医生为患者检查身体时说"请把手伸出来，我给你把把脉"。其中的触摸传达的信息是（　　　）

A. 关系亲密　　　　　　B. 关怀或服务　　　C. 爱意

D. 厌恶　　　　　　　　E. 憎恨

13. 患者，女性，70 岁。肿瘤晚期，全身极度衰竭，意识有时模糊，为安慰病人，护士与其交流时应使用人际距离中的（　　　）

A. 个人距离　　　　　　B. 社会距离　　　　C. 亲密距离

D. 空间距离　　　　　　E. 公众距离

A_3 型题

（14～15 题共用题干）

患者，男性，20 岁。感觉腹部剧痛，由家人陪同来医院就诊。护士小王看见了。

14. 此时，小王该如何去做（　　　）

A. 不予理睬　　　　　　　　　　　B. 继续干自己的事

C. 赶紧上前帮助患者家属搀扶　　　D. 找其他人帮忙

E. 躲开

15. 以上体现护士（　　　）

A. 对患者使用非语言沟通，传递温暖

B. 正常履行工作　　　C. 勤快　　　D. 讨好

E. 闲来无事

三、简答题

1. 非语言沟通有哪些主要形式？每种形式的要求是什么？

2. 简要说明在护患交际中如何给患者一定的个人空间？

3. 在日常护理工作中，职业性触摸注意要点有哪些？

（潘建英）

第十一章

护理工作中的人际沟通

第一节　护理工作中的人际关系

一、人际关系的基本概念

（一）人际关系的定义

人际关系是指人们在社会生活中，通过相互认知、情感互动和交往行为所形成和发展起来的人与人之间的相互关系。

★（二）人际关系的特点

1. 社会性　人是社会的产物，社会性是人的本质属性，是人际关系的基本特点。

2. 复杂性　人际关系是不断变化的多方面因素联系起来的，具有高度个性化和以心理活动为基础的特点。

3. 多重性　人际关系具有多因素和多角色的特点。

4. 多变性　人际关系随年龄、环境、条件等变化而不断变化。

5. 目的性　人际关系的建立与发展，均有不同的目的。

★（三）人际关系与人际沟通的关系

1. 建立和发展人际关系是人际沟通的目的和结果。

2. 良好的人际关系是人际沟通的基础和条件，将保障沟通的顺利进行及其有效性。

3. 人际沟通和人际关系在研究侧重点上有所不同。人际沟通重点研究人与人之间联系的形式和程序；人际关系则重点研究在人与人沟通基础上形成的心理和情感关系。

★二、人际关系的基本理论

（一）人际认知理论

1. 人际认知　指个体推测与判断他人的心理状态、动机或意向的过程，包括对他人的仪态表情、心理状态、思想性格、人际关系等方面的认知。

2. 认知效应

（1）首因效应：亦称第一印象，是指人在与他人首次接触时，根据对方的仪表、打扮、风度、言语、举止等所做出的综合性判断。日常生活中的"第一印象"或"先入为主"的效果在社会认知过程中对人的认知具有极其重要的影响。

（2）近因效应：因最近或最后获得的信息而对总体印象产生最大影响的效应即为近因效应。

（3）社会固定印象：亦称刻板印象，是指某个社会文化环境对某一社会群体所形成的固定而概括的看法。一般以习惯的思维为基础形成固定的看法，可导致对他人认知的偏差。

（4）晕轮效应：亦称月晕效应或光环效应，是指在人际交往过程中对一个人某种人格特征形成印象后，以此来推测此人其他方面的特征，从而导致高估或低估对方。

（5）先礼效应：是指在人际交往过程中向对方提出批评意见或某种要求时，先用礼貌的语言行为起始，以便对方容易接受，从而达到自己的目的。

（6）免疫效应：是指当一个人已经接受并相信某种观点时，便会对相反的观点产生一定的抵抗力，即具有一定的"免疫力"。

3. 人际认知效应的应用策略　避免以貌取人；注重人的一贯表现；注重了解人的个性差异；注意在动态和发展中全面观察、认识人。

（二）人际吸引的规律

1. 人际吸引　是指人与人之间在感情方面相互接纳、喜欢和亲和的现象，即一个人对其他人所持有的积极态度。人际吸引是以情感为主导的，并且以相互之间的肯定性评价为前提。

2. 人际吸引的规律

（1）相近吸引：是指人们彼此由于时间及空间上的接近而产生的吸引。

（2）相似吸引：人们彼此之间某些相似或一致性的特征是导致相互吸引的重要原因。在日常生活中，人们持有相似的态度、信仰、价值观和兴趣；相似的学历、经历、职业和专业；相似的社会地位、经济条件，乃至相似的身体特征等，均可能成为相互吸引的条件和原因。

（3）相补吸引：当交往双方的需要以及对对方的期望成为互补关系时，可以产生强烈的吸引力。

（4）相悦吸引：主要表现在人际关系间情感上的相互接纳、肯定、赞同及接触上的频繁及接近，相悦是彼此建立良好人际关系的前提。

（5）仪表吸引：仪表包含先天及后天的获得性素质，在人际吸引过程中具有重要的作用。

（6）敬仰性吸引：一般指单方面对某人的某种特征的敬慕而产生的人际关系。

3. 人际吸引规律的应用策略

（1）培养自身良好的个性品质。

（2）锻炼自身多方面的才能，克服交往的心理障碍。

（3）注重自身形象，给人以美感。

（4）缩短与对方的距离，增加交往的频率。

★三、影响人际关系的因素

（一）仪表

仪表是指人的外表，主要包括相貌、服饰、仪态、风度等。仪表可影响人们彼此间的吸引，从而影响人际关系的建立和发展。特别是在初次见面时，在人际关系中占有重要地位。

（二）空间距离与交往频率

一般而言，人与人在空间距离上越近，交往的频率越高，则双方更容易了解、熟悉，人际关系更加密切。

（三）相似性与互补性

在教育水平、经济收入、籍贯、职业、社会地位、宗教信仰、人生观、价值观等方面具有相似性的人们容易相互吸引；而在性格等方面，当交往双方的特点、需要为互补关系时，也会产生强烈的吸引力。

（四）个性品质

优良的个性品质，如正直、真诚、善良、热情、宽容幽默、乐于助人等，更具有持久的人际吸引力。

第二节　护理人员与患者之间的人际沟通

护患关系是护理人际关系的主体。良好的护患关系不但是护理人际关系的基础，也是护理工作的重要组成部分，和医疗护理效果紧密相关。

★一、护患关系的基本内容

护患关系的基本内容包括以下几方面。

（一）技术性关系

技术性关系是护患双方在一系列护理过程中所建立起来的，以护理人员拥有的护理知识及技术为前提的一种帮助性关系，是护患关系的基础。

（二）非技术性关系

非技术性关系是指护患双方受社会、心理、教育、经济等多种因素的影响，在实施医护技术过程中所形成的道德、利益、法律、价值等多种内容的关系，并主要通过服务态度和医德医风表现，是患者评价医院和医护人员的主要标准。

非技术性关系主要包括以下几个方面：①伦理道德关系；②社会价值关系；③利益关系；④法律关系；⑤业务关系。

★二、护患关系的性质和特点

护患关系作为一种人际关系，具有一般人际关系的普通特点，还具有其本身的特点。

1. 护患关系是帮助系统与被帮助系统之间的关系　护患关系不仅仅代表护士与患者个人的关系，而是两个系统之间关系的体现。

2. 护患关系的实质是护理人员满足患者的需要　护士通过提供护理服

务满足患者需要，是护患关系区别于一般人际关系的重要内容。

3．护理人员是护患关系后果的主要责任承担者　护士是促进护患关系向积极方向发展的推动者，也是护患关系发生障碍的主要责任承担者。

4．护患关系是一种专业性的互动关系　护患关系不是护患之间简单的相遇关系，而是护患双方相互影响、相互作用的专业性互动关系。

5．护患关系中相互影响的作用是不对等的　护患关系中，护理人员掌握服务患者的专业知识和护理技能，处于主导地位，患者处于被动地位，被动接受护理人员的影响。患者心甘情愿地接受护理人员的意志与要求，这也是护患关系沟通不同于其他关系沟通之处。

★三、护患关系的模式与发展过程

（一）护患关系的基本模式

护患关系主要分为三种基本模式，在临床护理实践中，护士应根据患者的具体情况、患病的不同阶段，选择适宜的护患关系模式。

（1）主动－被动型：最古老的护患关系模式。受传统生物医学模式的影响，忽视人的心理、社会属性。

1）特点："护士为患者做什么"，其原型为"母亲与婴儿"的关系，护士常以"保护者"的形象出现，处于专业知识的优势地位和治疗护理的主导地位，而患者则处于被接受护理的从属地位。此模式强调护士的权威性，忽略了患者的主观能动性，因而不能取得患者的主动配合，影响护理质量。

2）主要适用于不能表达主观意愿、不能与护士进行沟通交流的患者，如全麻、昏迷、婴幼儿、危重、休克、痴呆及某些精神病患者。

（2）指导－合作型：是目前护患关系的主要模式。将人视为具有生物、心理、社会属性的有机整体，护患双方都处于主动地位。

1）特点："护理人员教会患者做什么"，其原型为"母亲与儿童"的关系。护士常以"指导者"的形象出现，根据患者病情确定护理方案和护理措施，对患者给予健康教育和指导；患者有一定的主动性，可以倾诉病情，可以对自己的护理及治疗提出意见和要求，积极配合医疗护理工作。

2）主要适用于急性患者和外科手术后恢复期的患者。

（3）共同参与型：是一种双向、平等、新型的护患关系模式。此模式以护患间平等合作为基础，强调护患双方具有平等权利，共同参与治疗护理过程、决策及实施过程。

1）特点："护理人员帮助患者自我恢复"，其原型为"成人与成人"的关系。护士常以"同盟者"的形象出现，为患者提供合理的建议和方案，患者则主动配合治疗护理，积极参与护理活动，双方共同分担风险，共享护理成果。

2）主要适用于具有一定文化知识的慢性疾病患者。

（二）护患关系的基本过程

护患关系的发展过程是动态的，一般分为初始期、工作期和结束期三个阶段，三个阶段相互重叠，各有重点。

（1）熟悉阶段——了解与建立信任：是初识阶段，是护患之间开始建立信任关系的关键时期。工作重点是护患彼此熟悉，建立信任关系，确认患者的需要。

（2）工作阶段——获得相互信任：是护士为患者实施治疗护理的主要阶段。工作重点是护理人员必须始终保持关注、真诚和尊重的态度，以行动赢得患者的信任，取得患者合作，满足患者的需要。

（3）结束阶段——留下满意评价：患者病情好转或出院即转入结束期。工作重点是护患共同评价护理目标的达成度，预计关系结束后患者可能面临的新问题，协助患者制订对策以解决这些问题。

四、护患关系的发展趋势

由于社会的进步和科学技术的发展，医学模式的转变以及一系列新技术、新设备在医学上的应用，护患关系也相应发生变化，出现了以下几方面的发展趋势：①法制化趋势；②高科技、低情感趋势；③经济利益趋势；④多元化趋向；⑤人文化趋势；⑥社会化趋势。

*五、影响护患关系的因素

1. 角色模糊　是指个体（护士或患者）由于对自己充当的角色不明确或缺乏真正的理解而呈现的状态。

2. 责任冲突　表现在两个方面：一是对于造成的问题由谁承担责任；二是对于改变健康状况该由谁承担责任，护患双方意见不一致。

3. 权益差异　寻求安全、优质的健康服务是患者的正当权益。护士则容易倾向于维护自身利益和医院利益。

4. 文化因素　护理的对象来自不同的民族与国度，具有不同的语言、风俗习惯、宗教信仰等，护理人员如不了解患者的文化背景，用单一的文化模式护理千差万别的患者，就容易产生文化冲突，且影响治疗效果。

5. 理解分歧　护患双方在年龄、职业、教育程度、生活环境等方面存在差异，在沟通过程中容易产生理解分歧。

六、护患关系的冲突及沟通技巧

(一) 护患关系的冲突

要建立和发展良好的护患关系，首先要分析造成护患冲突的主要根源，从而有的放矢地处理护患关系。

1. 期望与现实的冲突　患者对护士的职业素质有较高的期望值，当个别护士的职业行为与有些患者的过高期望值存在较大差距时，出现程度不同的护患冲突。

2. 休闲与忙碌的冲突　护士工作很烦琐、庞杂，当患者因自己的需求未得到及时解决而不满，护理人员又不能宽容看似休闲养病实则身心失衡的患者时，会使护患冲突恶化。

3. 需求与满足的冲突　当前病床和护理人员比例失调以及在目前医院的物质条件、设备和医疗技术水平有限的状况下，很难满足患者的一切要求。因此，可能会发生护患冲突。

4. 外行与内行的冲突　患者对疾病、护理知识是外行，作为内行的护理人员如对患者的反复提问缺乏耐心，会引起护患关系紧张。

5. 伤残与健康的冲突　护理人员如不能识别和体谅由于伤残导致的患者内心的激烈冲突或自卑，可能引发护患冲突。

6. 质量与疗效的冲突　有时因为患者病入膏肓、医生误诊误治或受医疗设施的限制等，护理质量与实际疗效不一致，会发生护患冲突。

7. 依赖与独立的冲突　疾病恢复期常引起依赖与独立冲突的发生。如果护理人员不能就此与患者沟通，会引起患者的误解，导致护患冲突。

8. 偏见与价值的冲突　部分患者对护理职业有偏见，而受职业价值困惑的部分护理人员，则对于他人对自己的消极评价特别敏感甚至反感，很容易导致护患冲突。

（二）护患关系冲突的沟通技巧

1. 沉着冷静　护理人员应保持冷静的头脑，防止因情绪激动说出不适当语言。可以做深呼吸。

2. 换位思考。

3. 转移矛盾　有的患者的不满情绪并非真正指向护士，而却把不满发泄于与其接触的护士。此时护士不要与患者直接对抗，可把患者的不满淡化转移。

4. 机智友善。

5. 相互协作　当护患矛盾已经产生，其他护理人员应立即上前妥善参与处理已经发生的矛盾，帮助解决问题、化解矛盾和误会。

6. 真诚道歉。

7. 求同存异。

8. 安慰体贴　护理人员应真诚地关注患者，与患者沟通时，要体现出护理人员的宽容，一切从患者的感受和需要出发，并保证患者的利益，使患者得到优质护理。

★七、促进良好护患关系的沟通方法

（一）加强人文关怀，注重心理交流

护理人员应注意分析社会条件、环境变化、情绪影响等与疾病的关系，注重与患者心理沟通，了解不同患者的心理需求，营造关心患者、尊重患者、以患者利益和需要为中心的人文环境，加强人文关怀，尽力满足患者的心理需求，促进患者全面康复。

（二）全面认识护士的多角色功能

护理人员首先要对自己的角色功能有一个全面而充分的认识，使自己的言行符合患者对护士的角色期待，从而避免护患矛盾冲突。

（三）评估患者文化，因人施护

正确评估不同患者的文化背景，有针对性地对患者解释和说明有关治疗和护理问题，制订更有效的护理计划，向患者提供特殊文化需求的护理服务，以提高治疗护理效果。

（四）有效指导患者履行角色义务

患者作为护理对象，既是被帮助者，也是解决自己健康的积极参与者。

在护患关系建立初期，护理人员应主动把自己的分工和角色功能介绍给患者，并有效指导患者如何参与、配合医疗护理。

（五）尊重患者，维护患者的合法权益

获得安全而优良的健康服务是患者的正当权益，护士应将相关的信息准确地提供给患者，并充分维护患者的知情权和同意权，使患者能根据自己的意愿和要求选择诊疗护理措施。

（六）规范护理语言，避免理解分歧

护理人员在进行护患沟通时，注意语义、用字准确，使用规范的口头语，不用深奥、晦涩的专业术语。对不同知识结构的人学会用不同的表达方式，使用双方通俗易懂的语言，避免理解分歧。

（七）特殊情况下的沟通技巧

1. 与愤怒的患者沟通　护理人员首先保持沉默、冷静，沟通重点是倾听患者的感受，理解患者的愤怒和痛苦。然后帮助患者分析原因，正确引导患者，重视和满足他们的正当需求是较好的解决方法。

2. 与抱怨的患者沟通　护理人员应理解患者的行为，多与患者沟通，满足患者的合理要求，必要时，可以在对患者表示热情和理解的同时，对其要求做出一些限制。

3. 与悲哀的患者沟通　应用鼓励、倾听、移情、沉默、触摸等技巧对患者表示理解、关心和支持，尽可能地理解患者、帮助患者，使其恢复平静。

4. 与抑郁的患者沟通　对抑郁患者要多一点关注，交谈时态度要亲切，提出的问题要简单，使患者感受到关怀及重视。

5. 与病情危重的患者沟通　因其身体极度虚弱，应尽量少交谈，多用非语言沟通。必须交谈时，语言应尽量精简，时间宜短。

6. 与有感觉缺陷的患者沟通　患者感知觉的下降或丧失（如听力障碍、视力不佳、语言障碍等）会给沟通带来影响，护理人员应学会与此类患者沟通。

★八、护理人员与患者家属的人际沟通

护理人员与患者家属间的关系，实际上是护患关系的一种延伸，是广义的护患关系。

（一）患者家属的角色特征

1. 患者原有家庭角色功能的代替者。

2. 患者病痛的共同承受者。

3. 患者生活的照顾者和支持者。

4. 患者护理计划制订及实施的参与者。

（二）护理人员与探视者的关系冲突

主要表现在以下几个方面：①陪护过多与病房规范管理的冲突；②探视过多与患者休息的冲突；③违规探视与医疗护理的冲突；④询问过多与繁忙护理工作的冲突。

（三）护理人员在与患者家属建立良好关系中的作用

护理人员在与患者家属建立良好关系时应能发挥主导性作用。

1. 热情接待、主动介绍　护理人员应热情接待患者亲属，主动介绍陪护、探视制度，耐心做好解释工作，使亲友能自觉遵守陪护探视制度。

2. 评估家庭、取得配合　护理人员应了解患者生病后家庭成员角色功能的调整情况，评估其存在的问题，并给予必要的指导。这有利于取得患者家庭的支持与配合，也有利于患者的治疗与恢复。

3. 及时通报、正确反馈　护理人员应主动、耐心，及时向患者家属通报患者身体情况，认真倾听家属的意见，扎扎实实地做好患者生活护理，关心患者，让患者及亲属放心。

4. 耐心垂询、有效指导　对于患者及其亲属的反复地询问病情、治疗等情况，护理人员应耐心解答，宣传有关健康保健知识，有效指导患者家属参与整体护理，更有效地帮助患者。

第三节　护理人员与医院其他工作人员的人际沟通

一、护理人员与医生的人际沟通

（一）医护关系模式

随着医学模式的转变，医护关系已由传统的"主导 - 从属型"向现代的"并列 - 互补型"转变。

1. 主导 - 从属型　护士是医生的助手，是医生工作的附属，护士的工作只是机械地执行医嘱。

2. 并列 - 互补型　医疗护理两者关系特点如下：

（1）紧密联系、缺一不可：医疗和护理是两个并列的要素，各有主次，各有侧重，医疗和护理的总和组成了治疗疾病的全过程，医护互为依存，互相促进，同等重要，缺一不可。

（2）相互独立、不可替代：在实际医疗工作中，医生处于主导地位；在护理过程中，护理人员发挥着主导作用，护理工作显示出独立性而不可替代。

（3）相互监督、互补不足：医生和护士在为患者的服务上两者的关系既有所区别，又紧密联系，相互独立、互补不足。

（二）医护人员内部关系的影响因素

1. 护士角色压力过重　医护人员比例失调、岗位设置不合理或医护待遇悬殊等导致护理人员负担过重出现心理失衡，变得脆弱、紧张、易怒等。

2. 对护理角色功能理解不够　医生对护士工作模式及护士新的角色功能、工作特点缺乏了解，造成医护矛盾。

3. 医护自主权争议的影响　医护双方对彼此应该承担的责任和应该享有的自主权有分歧，而产生矛盾冲突。

（三）医护关系的沟通技巧

建立良好的医护关系，护士可以在许多方面发挥主动和积极的作用。

1. 加强沟通、真诚合作　护士应积极、主动地与医生沟通，医护间互相虚心听取意见，善意地提出合理化意见。

2. 主动宣传、避免矛盾　护士应主动向医生介绍护理专业的特点和新进展，必要时邀请医生参加护理查房和护理教学查房，以获得医生的理解支持，避免因此发生矛盾。

3. 相互理解、主动配合　医护工作各有特点，侧重点不同，应互相学习，理解彼此的专业特点，主动配合工作，互通信息，共同参与，协调合作。

4. 坚持原则、适当解释　医护双方在患者的治疗及护理问题上出现了危及患者安全和健康的争议时，护士应坚持原则，为患者着想，充当患者的代言人，然后向医生做耐心细致的解释工作。

5. 互尊互学、以诚相待　医护在沟通交际中，应相互尊重、以诚相待。医护双方应该共同为患者服务，共同对患者负责，绝对不能为了争自主权、争面子而不顾患者的安危。

二、护理人员之间的人际沟通

在医疗护理工作中，护理人员之间的人际交往关系，称为护际关系。

（一）护理人员的交往心理及矛盾

1. 护士与护士长的交往心理及矛盾

（1）交往心理：不同年龄段的护士有不同的交往心理。年轻护士希望能受到赏识，得到进修的机会；中年护士希望得到重用；老年护士希望得到尊重和适当的照顾。护士长希望护士服从安排，顺利完成各项护理任务。

（2）交往矛盾：工作时间分配不合理，工作量分配不公平；护理质量考评引起有些护理人员的不满；相互之间缺少理解和关心，这些均可造成护士与护士长之间的人际冲突。

2. 护士与护士的交往心理及矛盾

（1）交往心理：容易出现相互竞争和嫉妒的心理。

（2）交往矛盾：护士之间因不同年龄、性格，以及工作能力的优劣等因素产生矛盾；不同学历护士之间由于学历、待遇的不同等因素产生矛盾；新老护士之间由于年龄、身体状况、学历、工作经历等因素产生矛盾；相同年龄、资历护士间因工作上的互不协作或互不服气，都会产生人际冲突。

3. 护士与实习护士的交往心理及矛盾

（1）交往心理：带教护士希望实习护士品德好，工作主动、勤奋，尽快掌握护理操作技术。实习护士则希望带教护士医德高尚、精通业务、耐心指导，希望有更多动手的实践操作机会。

（2）交往矛盾：带教护士对实习护士态度冷淡、不耐心、不指导，实习护士不尊重老师、不虚心学习、不懂装懂、性情懒散等，易引发矛盾。

4. 护士与护理员的交往心理及矛盾

（1）交往心理：护理员或护工往往未经过卫生学校正规培训，在与护士交往中，往往处于被动地位，希望能得到尊重。护士则希望护理员能主动协助护士做一些工作，减轻护士的工作压力。

（2）交往矛盾：少数护士与护理员出现分工不协作的现象，有时还会出现互相挑剔、互相指责的状况。

（二）护际关系沟通技巧

1. 护士与护士间的沟通　以相互理解、尊重、友爱、帮助、协作为基本前提。年长护士多帮助、指导年轻护士，年轻护士多体谅年长护士；护士间互相帮助、学习，和睦相处。

2. 护士长与护士之间的沟通

1）护士长应多用情、少用权，严于律己，率先垂范，公平公正，知人善用、以理服人；注意激励机制下的沟通技巧，关心护士的生活、工作、健康和家庭，营造一种团结协作的气氛，建立一个富有凝聚力的集体。

2）护士应尊重领导、服从管理，理解护士长的难处，支持护士长的工作，要明确自己工作的目的是帮助患者恢复健康，而不是为某一个人工作，要建立良好的护际关系。

【模拟试题测试，提升应试能力】

一、名词解释

1. 人际关系　　2. 首因效应　　3. 晕轮效应　　4. 护患关系

5. 技术性关系　6. 非技术性关系

二、选择题

A_1 型题

1. 人际认知理论中，爱屋及乌指的是（　　　　）

A. 刻板效应　　　　　　B. 首因效应　　　C. 光环效应

D. 近因效应　　　　　　E. 远因效应

2. 根据人际吸引规律，"同病相怜"属于（　　　　）

A. 相补吸引　　　　　　B. 相似吸引　　　C. 仪表吸引

D. 相悦吸引　　　　　　E. 敬仰性吸引

3. 护患非技术关系中最重要的内容是（　　　　）

A. 道德关系　　　　　　B. 利益关系　　　C. 法律关系

D. 价值关系　　　　　　E. 指导关系

4. 一般情况下，护患关系发生障碍时，主要责任人是（　　　　）

A. 医生　　　　　　　　B. 护士　　　　　C. 病人

D. 病人家属　　　　　　E. 护士和病人

5. 在护患关系建立初期，护患关系发展的主要任务是（　　　　）

A. 对患者收集资料　　　　　　　B. 确定患者的健康问题

C. 为患者制订护理计划　　　　　D. 与患者建立信任关系

E. 为患者解决健康问题

6. 下列关于护患关系的理解不正确的是（　　　　）

A. 护患关系是一种帮助与被帮助的关系

B. 护患关系是一种治疗关系

C. 护患关系是以护士为中心的关系

D. 护患关系是多方面、多层面的专业性互动关系

E. 护患关系是在护理活动中形成的

7. 在护患关系发展中，导致患者有意见不敢提，被迫采取"逆来顺受"的态度的因素是（　　　　）

A. 文化因素　　　　　　B. 责任冲突　　　　C. 权益差异

D. 角色模糊　　　　　　E. 理解分歧

8. 指导 – 合作型护患关系适用于（　　　　）

A. 脑出血患者　　　　　　　　　　B. 老年痴呆患者

C. 骨质疏松患者　　　　　　　　　D. 阑尾炎术后患者

E. 病理性黄疸的新生儿

9. 影响医护关系的主要因素不包括（　　　　）

A. 角色心理差位　　　　　　　　　B. 角色期望冲突

C. 角色压力过重　　　　　　　　　D. 角色权利争议

E. 角色理解欠缺

10. 对糖尿病、冠心病病人的护患模式主要是（　　　　）

A. 指导型　　　　　　　B. 被动型　　　　　C. 共同参与型

D. 指导 – 合作型　　　　E. 主动 – 被动型

11. 适用于护理急性病病人时的护患关系是（　　　　）

A. 共同参与型　　　　　B. 指导 – 合作型　　C. 主动 – 被动型

D. 统一型　　　　　　　E. 被动型

A$_2$ 型题

12. 当一位护士看到某急性胰腺炎患者的病床旁围着几位家属时，便走过去主动与家属们打招呼，并耐心解答他们的疑问，然后恳请他们尽快离开病房让病人安静休息，家属欣然接受了护士的劝告。此护士较好地运用了认知效应中的（　　　　）

A. 首因效应　　　　　　B. 近因效应　　　　C. 晕轮效应

D. 先礼效应　　　　　　E. 免疫效应

13. 患者，男性，59岁，大学教授。长期患有慢性支气管炎，护士与患者相处时应采用的护患关系模式为（　　）

    A. 主动 – 被动系统   B. 指导 – 合作型

    C. 部分补偿系统   D. 支持 – 教育系统

    E. 共同参与型

14. 某病区护士长认为赵护士经常以带孩子为由请假而影响工作，对其不满；赵护士则认为护士长不体谅下属、缺乏人情味，为此两人关系一直处于紧张状态。影响她们关系的主要原因是（　　）

    A. 期望值差异   B. 角色压力过重

    C. 经济压力过重   D. 角色责任模糊

    E. 角色权利争议

15. 某住院患者，因便秘请求其主治医生给予通便药，医生答应患者晚上给药，但未开临时医嘱。第二天早晨，护士因晚上没有给予患者通便药而受到埋怨，护士为此对该医生产生极大的不满。导致医护关系冲突的主要原因为（　　）

    A. 角色心理差位   B. 角色压力过重

    C. 角色理解欠缺   D. 角色权利争议

    E. 角色期望冲突

16. 护士陈某正在为一位即将出院的患者进行出院前的健康指导。此时护患关系处于（　　）

    A. 准备期   B. 初始期   C. 工作期

    D. 结束期   E. 熟悉期

17. 患儿，男性，7岁。因发热、咳嗽，气促，诊断"肺炎"入院，与患者建立良好的护患关系，实质是（　　）

    A. 满足患者的需求   B. 促进患者的配合

    C. 规范患者的遵医行为   D. 强化患者的自我护理能力

    E. 帮助患者熟悉医院规章制度

18. 某患者，病情危重，烦躁不安，常自己拔除输液管，并不停地发出呻吟声音，与该患者建立良好的护患关系，最重要的是（　　）

    A. 同情患者   B. 关心患者   C. 不表示厌恶

    D. 尊重患者人格   E. 满足患者一切要求

A₃ 型题

（19~21 题共用题干）

患者，男性，78 岁，退休老干部。因冠心病住院治疗，住院前 2 天与护士们关系融洽。第 3 天，年轻护士张某在为其进行静脉输液治疗时，静脉穿刺 3 次均失败，之后更换护士李某为其静脉穿刺，穿刺成功。患者非常不满，其家属向护士长投诉护士技术不过关，并拒绝张护士为其执行操作。

19. 针对该患者的特点，采取最佳的护患关系模式应为（   ）

A. 指导型　　　　　　B. 被动型　　　　　C. 共同参与型

D. 指导 – 合作型　　　E. 主动 – 被动型

20. 护患关系发生冲突的主要因素是（   ）

A. 角色压力　　　　　B. 责任不明　　　　C. 角色模糊

D. 信任危机　　　　　E. 理解差异

21. 护患关系冲突的主要责任人是（   ）

A. 患者　　　　　　　B. 张护士　　　　　C. 李护士

D. 护士长　　　　　　E. 患者家属

三、简答题

1. 简述护患关系的性质、特点和影响护患关系的因素。

2. 简述护患关系的分期及各期的主要任务。

（潘建英）

第十二章

医疗工作中的人际沟通

第一节　协调工作关系

一、医生的角色定位

医生是具有一定的专业知识和技能，履行人道主义职责，行使临床医疗权利，从事对患者进行检查、诊断和治疗为主要工作内容的职业。

医生的角色功能主要有以下几方面。

1. 工作者　为患者治疗疾病、解除躯体的和精神的痛苦是医生的本职工作。

2. 知情者　医生知道患者疾病的相关知识，有义务向患者或其家属说明病情、治疗、预后等有关医疗情况，并为患者保守秘密和隐私。

3. 决策者　在对患者的健康问题进行诊断和处理方面，由医生决策。

4. 宣传者　医生有进行健康教育宣传的能力和义务。

5. 研究者　医生有责任在医疗实践中积极参加医学科学的研究，大胆探索，勇于创新，为医学事业和人类的健康做贡献。

★二、协调医患关系

（一）医患关系的概念

医患关系有狭义和广义两种内涵。狭义的医患关系是指医生和患者之间为维护和促进健康而建立起来的一种人际关系。广义的医患关系是指以医生为中心的群体（包括医生、护士、医技人员、行政后勤管理人员等）与以患者为中心的群体（患者及其相关人员，如家属、亲戚、朋友、监护人、同事或领导等）之间为维护和促进健康而建立起来的一种人际关系。

（二）医患关系的特点

医患关系是医疗过程中最重要的一种人际关系，具有专业性特点：①它是一种工作关系；②它是一种助人关系；③它具有特殊的目的性；④它具有特定的时间性；⑤它在特殊的环境中建立。

另外，医患关系也存在着经济关系。

（三）医患关系的影响因素

1. 医务人员方面的因素

（1）服务态度：医生服务态度欠佳是引起患者不满和医疗纠纷的主要原因。

（2）医德水准：医生有高尚的医德情操和高度的责任感，能不图私利，为患者提供真诚的服务，将有利于融洽医患关系。

（3）医疗质量：医生医术高明，诊断准确，治疗有效，能使患者的病情迅速好转，有利于医患关系的良性发展。

2. 患者方面的因素

（1）患者的期望值：患者对医疗效果期望过高是造成医患纠纷的原因之一。

（2）患者的理解程度：患者如能够理解和尊重医生，有利于建立良好的医患关系。

（3）患者的个人因素：患者的语言表达力差，造成医患沟通困难；有的患者修养差，或不遵医嘱、不配合医疗工作等，会造成医患关系紧张。

3. 医院管理方面的因素　医院管理方面的缺陷，如收费不合理、就诊环境差、后勤服务差、患者反映的问题得不到及时合理的答复和解决等，也是造成医患纠纷的重要原因。

医患关系除了受到上述因素的影响外，还要受到一定的社会、文化、经济、伦理道德、宗教信仰等因素的影响。

（四）建立和谐的医患关系

1. 医生要树立良好的职业形象，以赢得患者的信任。

2. 医生与患者及其家属沟通时，要有良好的服务态度。

（1）关注：医生与患者交谈时，运用目光正视患者、认真倾听患者讲话、及时给患者以反馈（如点头、微笑）等非语言沟通技巧对患者表示关注，沟通就能顺利进行。

（2）真诚：医生讲话时要亲切，要真实地表达自己的情感和想法，特别注意语言和非语言的表达应保持一致。真诚地对待患者，才能取得患者的信任。

（3）尊重：医生应尊重患者的人格、权利和隐私，尊重能消除患者的紧张心理，取得最佳的治疗效果。

3. 移情　医生要善用"移情"，对患者的不幸表示理解和同情，让患者感受到对他的支持。

4. 通过沟通，教育患者正确处理医患关系　通过沟通，医生要教育患者正确对待、恰当把握自己所拥有的权利，让患者明白自己的疾病状况，并做出相应的医疗选择，正确处理医患关系。

三、协调同事关系

（一）同事关系的范畴

医务人员既包括那些直接参与医疗实践活动的医生、护士及辅助科室人员，也包括与医疗实践活动有间接联系的行政、后勤管理人员。

1. 医际关系　主要指医生与医生之间的相互关系。从总体上看，医际关系是平等的。但从具体的工作、业务角度来看，又包含着合作、指导、师承、协助、领导这样一些交往方式，它取决于交往双方职务、职称上的差别。

2. 医护关系　是指医生与护士的关系，是一种平等的协作配合的关系，而不是主从关系、支配与被支配的关系。

3. 医疗专业人员与医疗行政管理人员的关系　指那些直接参与医疗实践的人（如医生、护士等）与那些不直接参与医疗实践、主要从事医院行政管理工作的人之间的关系。

（二）同事关系的影响因素

1. 传统观念　传统"重医轻护"和"同行相轻"的观念影响良好同事关系的建立。

2. 个人素养　医务人员的个人素养，影响良好同事关系的建立。

3. 专业不同　不同专业间了解或理解不够，会影响医务人员之间的合作关系。

4. 医护期望　当医生和护士对对方角色的期望值过高，而对方不能达到他的最低期望值时，将影响医护关系的健康发展。

同事关系还受到社会环境、交往规律等因素的影响。工资、奖金分配不公等现象也会令医务人员产生不满情绪，影响同事关系。

（三）建立良好的同事关系

1. 通过沟通，了解别人　通过沟通，可以更多地了解对方以及他们的专业特点，主动地配合对方的工作，有利于建立良好的同事关系。

2. 通过沟通，推销自己　通过沟通，主动介绍和宣传自己专业的特点，让对方了解自己的专业，以求得其他医务人员的协调配合，使同事关系更加融洽。

3. 通过沟通，改善关系　通过沟通，同事之间可以建立相互尊重、相互信任、相互支持、真诚合作的关系。

医生要严于律己，宽以待人，妥善处理同事关系，在工作中共同协作，以患者为中心，从大局出发，创优质服务。

第二节　医患沟通

★一、在问诊过程中的应用

在问诊过程中，医生必须从关爱患者的真实感情出发，灵活地运用各种交谈技巧，与患者之间保持一种相互理解、相互信任的融洽气氛，使患者能无所顾忌地诉说病情和表达自己的想法，使医生获得较多的信息，更全面深入地理解患者，顺利进行问诊，及早诊断病情。

（一）开始问诊

医生与患者初次见面，应先主动微笑着给患者打招呼，知道患者姓名后，医生应作自我介绍，介绍自己的姓名、职务和自己在患者治疗过程中的地位和作用。患者可以从中知道自己在和谁说话，自己可以说什么，可以得到什么样的帮助等，有利于患者适应新环境、消除紧张的心理。切忌用床位号或门诊挂号称呼患者，这是对患者的不尊重，容易引起患者的反感。

交谈时医生应努力通过关注、真诚、尊重的态度，踏实的工作作风，给患者留下良好的"第一印象"，以取得患者的信任，以依从的心态配合诊疗工作。

（二）问诊中的提问技巧

医生开始询问患者病情时，一般应先问患者感受最明显、最容易回答的问题，待患者适应环境和心情平静后，再继续询问需要经过思考才能回答的问题，这时，封闭式提问和开放式提问可以交替使用。

医生每次提问应限于一个问题，要给患者思考的时间，得到回答后再提第二个问题，不要再三催促或急于转换话题。

医生问诊时应避免作提示性诱问，不能有意或无意地引导患者提供符合医生主观印象的资料，导致收集的病史失真，为正确诊断疾病造成困难。

当患者谈话内容离题太远时，医生可插问一些与现症状关系密切的问题加以启发和引导，将话题引回到重点上。

（三）问诊中的核实技巧

在问诊中，医生对患者陈述中的一些不完整的、模糊的语言产生疑问时，就需要采用核实的技巧来校对自己的理解是否准确。具体方法如下。

1. 重述　就是医生把患者的话不加任何判断地再重复说一遍。常用句子"……是吗？"

2. 改述　是医生将患者所说的话改换一些词句说一遍，说出患者的言外之意，但意思不变。

3. 澄清　是医生对患者陈述中的一些模棱两可、含混不清、不完整的话提出疑问，以取得更具体、更明确的信息。

澄清有助于加强信息的准确性，常用的说法有："我不十分了解您的意思，您是不是告诉我……""我不太明白，请您再说清楚点……""您的意思是不是……"等。

（四）问诊中的言语技巧

1. 清晰、简洁。
2. 词汇易懂。
3. 语速适中。
4. 幽默风趣。

（五）问诊中的非语言技巧

1. 仪表和着装　医生着装整齐、清洁、合体，仪表端庄大方，有利于患者对医生产生信任和敬意。

患者的仪表和着装也可以为医生提供一些信息，如患者的社会地位、健康状况、文化及宗教信仰等。

2. 目光和表情　医生坐在患者的对面并使双方的眼睛在同一水平上，坦诚地正视患者，可以体现医患间的平等关系和医生对患者的关注、尊重。

在问诊的过程中，医生要意识到自己面部表情的重要性，尽量去控制那些容易引起误解和影响医患关系的表情，如不高兴、不耐烦、生气等表情。医生的微笑是最具吸引力的面部表情，也是表现医患关系友善、融洽的最佳方式。同时，医生也要仔细观察患者的面部表情，了解其真实的内心世界。

3. 动作和姿态　医生和患者见面时，用热情的手势请患者坐下；交谈时，医生的动作姿态放松自如，都可以使患者也比较放松，有利于沟通顺利进行。

4. 环境和距离　问诊应选择在舒适、安静、避免干扰的环境中进行，医生应该与患者面对面地交谈，不能侧着身体或背转身体，要与患者保持一段合适的距离（50~120cm 的个人距离），以表示对患者的尊重、关切和爱护，也便于双方听得更清楚。

5. 触摸　可以表达关心、理解、安慰和支持，是一种有效的沟通方式。但医生触摸患者时应掌握技巧和分寸，否则容易引起患者不满。

（六）问诊中的倾听技巧

1. 与患者保持合适的距离，眼睛注视患者，使之感到医生对他的尊重与重视。

2. 在问诊时表现出真诚和耐心，不要随意插话和打断患者的诉说，不要随便转换话题。

3. 仔细体会患者的"弦外之音"，以了解其真实内容。

4. 感受和理解患者非语言行为所传递的信息。

5. 及时给患者以反馈，如微微点头或应答，以表示自己正在倾听，并鼓励患者继续说下去。

6. 未完全了解患者的意思之前，不要太快做出判断和评论。

7. 避免注意力不集中的举动，如不停地晃动笔杆、东张西望等。

二、在体格检查中的应用

（一）在视诊（望诊）中的应用

面部表情和动作姿态都是表现力极强、极为重要的非语言信息，医生仔细观察患者的面部表情和体态，可以收集到与健康有关的信息，为临床诊断提供依据。

（二）在触诊、叩诊、听诊、嗅诊中的应用

1. 说明 在运用触诊、叩诊、听诊、嗅诊方法给患者进行体格检查前，医生应用清晰、简洁、易懂的语言向患者进行必要的沟通和说明，征求患者的同意，检查时态度要亲切。

2. 嗅觉 对于一些患者因疾病发出的异常气味，医生不要皱眉头，更不能用手捂着鼻子，表现出难以忍受的样子，使患者认为医生嫌弃他，加重心理负担。

3. 环境 进行医疗检查时，病房应保持安静，尽量避免暴露患者的身体，必要时使用布帘和屏风进行遮挡。

4. 距离和体态 检查时，医生与患者都应采取适宜的位置才能获得满意的效果。

5. 触摸 检查时，医生的手要温暖轻柔，以免引起患者精神和肌肉紧张，致使不能很好地配合而影响检查效果。医生如果拒绝触摸患者的身体，不为患者做检查，会使患者产生焦虑、不安全和不被接受的感觉，会疏远医患关系。

第三节 医疗工作中的书面语沟通

一、在医疗工作中的表现形式

在医疗工作中，医疗文书是医生用书面语（文字、符号、图画等）书写的文字材料，主要有病历、处方、申请会诊单、手术通知单等，其中最主要的是病历。病历是记载疾病发生、发展和转归的诊疗记录，可分为门诊病历、住院病历（包括入院病历、入院记录、诊疗计划、病程记录等）、出院病历等。

病历书写基本要求是：要按规定的内容和格式书写；内容应确切、完整、重点突出、条理清楚，各项记录都要客观如实地反映病情和诊治经过；表达准确、简练；各种症状、体征，应采用医学术语记载；病历用蓝墨水或黑墨水笔书写，书面整洁、字迹清楚，不得随意涂改，上级医生修改病历要用红墨水；各级医生都要签全名。

病历是重要的医疗文书，患者出院后，医生必须及时按照统一的要求将病历整理归档。

二、医疗文书的应用范畴

（一）在诊疗过程中的应用

完整的病历是确定诊断、制订治疗方案和预防措施的依据。

病历还可以为医疗组织中的其他医务人员提供有关患者的病情变化、诊治和预防的经过，协调配合医生完成健康服务任务。

医疗文书是考核评价医生的基本依据，也是评价医院服务质量和管理水平的依据。

（二）在教学方面的应用

医疗文书是临床医疗经验的总结，各门临床专业课程的教学都可以从中获得最生动的教学实例，大大丰富教学内容。

（三）在科研方面的应用

医疗文书为医学研究提供了最基本的临床资料积累，是医学研究的基础。

（四）在司法方面的应用

医疗文书可以作为司法的证明文件，特别是处理医疗事故和纠纷时，病历等原始资料是法庭认可的认证医疗过失的客观证据。

★三、医疗文书中常见的书写错误及矫正

（一）使用非医学术语

医生在书写病历时要用医学术语和词汇，不能用群众语言，更不能用方言。病历书写中常见的非医学术语及矫正如下。

1. 描述症状　如"肚子痛"——腹痛，"肚子胀"——腹胀，"拉肚子"——腹泻，"吐酸水"——反酸，"吐痰"——咳痰，"吐血"——呕血或咯血，"心慌"——心悸，"心窝子痛"——剑突下上腹部疼痛，"膝盖肿痛"——膝关节肿痛，"发烧"——发热等。

2. 描述体征　如"疙瘩"——肿物，"虫牙"——龋齿，"眼皮水肿"——眼睑水肿，"皮肤发黄"——皮肤黄染，"口唇或脸发乌"——口唇或面颊发绀等。

3. 描述检查方法 如"脑脊水检查"——脑脊液检查,"胸水检查"——胸腔积液检查,"照片"——X线检查等。

4. 描述诊断 如"盲肠炎"——阑尾炎,"血癌"——白血病,"痨病"——结核病等。

5. 描述治疗 如"开刀"——手术,"打针"——注射等。又如,"……患者出现下身出血,为明确诊断,请妇科会诊"。这次病程记录中的"下身"是非医学用语,"下身"不知是何处,经查阅会诊单,方知是阴道流血,故应将"下身出血"改写为"阴道流血"。

(二) 随意简称医学术语

在医学名词使用上乱用简称,令人难以理解。如将"低分子右旋糖酐"写成"低右",将"胸廓对称"写成"胸称","腹部膨隆"写成"腹隆","风湿性心瓣膜病"写成"风心病"等。

对于已有通用简称的名词如"甲肝"、"乙肝"、"乙脑"等,在一份病历中首次使用时用全称,并在括号内注明简称,后来再使用该词时便可以用简称。

(三) 错别字

病历书写中,常常出现错别字或字迹潦草,无法辨认。医生应重视书写的规范化,常备一本字典,以便随时查正用字。

(四) 用词不当

病历书写需字字斟酌,准确地搭配词语,不留隐患。多读多写是提高语言修养的主要手段。

(五) 时间书写错误

为了便于阅读和理解,临床上病历中的日期及时间应该一律按年、月、日、时、分的顺序完整书写。年份不可简写,月、日不可用分数线表示。月、日、时、分为个位数时,其前面不可加"0"。中国数字与阿拉伯数字不能混用。

(六) 标点符号错误

医生书写病历时,标点符号要正确,否则不能正确表达其意义,甚至有相反意义。对于较长的叙述不应"一逗到底",应该用标点符号来表现层次。现病史中引用药名和既往史中引用病名要用引号。临床上书写诊断,病名后不加问号则为肯定诊断,如果仅是疑诊,则应在病名后加"?"号。

（七）其他错误

病历书写中常见的错误还有缺乏完整性、连贯性，前后不呼应，出现漏洞等。

第四节　药房工作中的人际沟通

一、医院药房窗口服务中的人际沟通

（一）尊重患者，文明交谈

在与患者的接触中，药师应注意自己的言行，把握好语言的分寸和尺度，做到语言礼貌、文明交谈。

（二）通俗易懂，言简意赅

患者文化水平有很大差别。在与患者交流时，药师要因人而异，选择的语言应尽量与患者的知识层次相适应，既通俗易懂，又言简意赅。

（三）诚信热情，态度真诚

1. 在处理患者因为我们发错药的投诉与抱怨时，窗口药师需保持良好的心态，让患者充分发表意见，理解患者的出发点，主动解决问题。

2. 在处理某种药品因厂家停产而采购不到或暂时缺货，而导致患者拿不到药时，窗口药师应第一时间与主治医生取得联系，说明情况，然后再让患者到医生处进行合适的处理。

3. 在处理患者退药的问题时，窗口药师应清楚退药的整个流程，并能以简单易懂的语言告之，按规章制度，面对各种原因的退药采取合理的通道解决。

（四）运用恰当的语调和语气

药师须运用恰当的语调和语气，正确表达思想，使患者能够正确理解且乐于接受，获得最佳的交流效果。

（五）塑造良好形象，设计交流模式

药师应着装干净整洁，情绪饱满，服务热忱，举止端庄，声音清晰自然，用普通话微笑服务。在语言表达方面，首先是报一下患者的名字，以示提醒对方，再调配他的药。在发药之前，最好在患者的视线下一样一样地把药放入塑料袋中，发药结束后，要再报一下患者的名字，然后说："您的药好了！"以提示患者或家属可以放心离开。做到这三步，可以大大提高患者的信任度和满意度。

二、社会药店服务中的人际沟通

（一）着装整洁

营业员应服装统一，按规定着工作服，工作服应保持整洁。并佩戴工号牌、工作帽，穿统一的鞋。

（二）迎接顾客

1. 尊重顾客，礼貌询问。

2. 引导顾客，营造氛围。

（三）服务顾客

1. 根据顾客的类型提供服务

（1）明确购买型：营业员主动打招呼，及时将顾客带至他所需要的品种柜台前，详细介绍药品性能、价格，按要求拿药品，并迅速展示，干净利落收款付货。

（2）犹豫购买型：营业员应耐心细致询问、引导、提醒顾客，帮助顾客购买到合适、对症的药品，做到合理用药，真实诚信，当好参谋，正确导购。

（3）无目的型：营业员一样要保持礼貌热情的服务态度，对顾客提出的问题给予热情耐心的回答，使顾客产生良好印象，树立企业声誉。

2. 认真倾听　营业员可从倾听中了解顾客的购买需求。

3. 语言得体　避免使用命令式，多用征求式；少用否定句，多用肯定句；言词生动，语气委婉；配合适当的表情和动作探询顾客需求。

（四）送别顾客

顾客离开时，最好能送客人到门口或目送客人离去，以表示期待之意。可说"再见"、"慢走"、"走好"等。切不可说"欢迎下次光临。"

（五）感动服务

与顾客做朋友。从细小做起，多做些人性化的工作，关心顾客。

【模拟试题测试，提升应试能力】

一、名词解释

1. 医生　　2. 医患关系　　3. 病历

二、更改下列词语中的错别字

年令	（　　）	介决问题	（　　）	脉博	（　　）
付作用	（　　）	肠套迭	（　　）	心理咨讯	（　　）
神经末稍	（　　）	喀血	（　　）	烦燥不安	（　　）
委缩	（　　）	皮肤搔痒	（　　）		

三、选择题

A_1 型题

1. 下列对医患关系特点的描述不正确的是（　　　）

A. 是一种特殊的人际关系　　　　　　　B. 具有长期性

C. 以维护和促进健康为目的　　　　　　D. 存在经济关系

E. 存在于两个群体之间

2. 关于医生问诊的技巧，下述不正确的是（　　　）

A. 应围绕病情进行提问

B. 要避免做提示性诱问

C. 可以连续提问，让患者回答

D. 应从患者感受最明显的问题问起

E. 可以交替使用开放式和封闭式提问

3. 一位护士在与患者的交谈中，希望了解更多患者对其疾病的真实感受和治疗的看法。最适合的交谈技巧为（　　　）

A. 认真倾听　　　　　B. 仔细核实　　　　　C. 及时鼓励

D. 封闭式提问　　　　E. 开放式提问

4. 在核实过程中，将患者的话用自己的语言重新叙述，但要保持原意，且要突出重点，属于以下哪项核实方法（　　　）

A. 复述　　　　　　　B. 改述　　　　　　　C. 澄清

D. 总结　　　　　　　E. 叙述

5. 在核实过程中，将患者一些模糊、不完整或不明确的叙述弄清楚属于以下哪项核实方法（　　　）

A. 复述　　　　　　　B. 改述　　　　　　　C. 澄清

D. 总结　　　　　　　E. 叙述

6. 影响医患沟通并使双方产生不信任感的行为是（　　　）

A. 双眼注视对方　　　　　　　　　　　B. 全神贯注倾听

C.　倾听中特别注意对方的弦外音　　　　　　D.　言语简单明确

E.　及时评论对方所谈内容

7.　在护患交谈中，护士移情是指护士（　　　）

A.　同情患者　　　　　B.　怜悯患者　　　　C.　鼓励患者

D.　表达自我感情　　　E.　理解患者感情

8.　下列医学术语规范的是（　　　）

A.　中风　　　　　　　B.　抗生素　　　　　C.　吐酸水

D.　发烧　　　　　　　E.　风心病

A₂ 型题

9.　下列关于沟通技巧的描述错误的是（　　　）

A.　倾听就是一言不发

B.　"您的感觉和昨天一样吗？"这种提问属于封闭式提问

C.　反应伴随倾听过程始终

D.　移情与同情的实质是不一样的

E.　交谈中要少用书面语

10.　某乡卫生院医生虽然会讲方言，但和当地只会讲方言的患者交谈时却总是讲普通话，并大量使用医学术语。这种沟通方法会（　　　）

A.　拉大医患之间的距离　　　　　　　　　　B.　缩小医患之间的距离

C.　造成误解的机会变小　　　　　　　　　　D.　医患矛盾减少

E.　患者的满意度提高

11.　某医生对新入院的患者说："我是你的主治医生，要对你负责任，你有什么困难就来找我，我会尽力而为。"一会儿，患者找到医生说："我该找谁领取洗面盆和水瓶呢？"这位医生却说："这是护士的事，问她们去。"这位医生与患者的沟通违反了哪项沟通原则（　　　）

A.　关注　　　　　　　B.　尊重　　　　　　C.　耐心

D.　真诚　　　　　　　E.　热情

A₃ 型题

（12～14题共用题干）

患者，女性，36岁。因子宫颈原位癌住院手术。护理体检：意识清楚，合作，情绪压抑，T 36.8℃，P 72次/分，R 18次/分。

12.　经交谈了解到患者过去一向身体健康，从未想过会变成患者需要住

院手术，此时患者首先需要的是（　　　）

A. 对医院环境的适应　　　　　　　　B. 对患者角色的适应

C. 保持良好的自我形象　　　　　　　D. 建立良好的人际关系

E. 亲朋好友的探视

13. 患者入院后，整日唉声叹气，对护士的劝慰不仅充耳不闻，而且常常对护士发脾气。有时会引发护患冲突，此冲突属于（　　　）

A. 期望与现实的冲突　　　　　　　　B. 休闲与忙碌的冲突

C. 需求与满足的冲突　　　　　　　　D. 外行与内行的冲突

E. 伤残与健康的冲突

14. 此时，护士不应采取的沟通方式为（　　　）

A. 护士要保持冷静

B. 倾听患者的感受，理解患者的痛苦

C. 立即纠正患者的错误言行

D. 为患者提供发泄的场所

E. 正确引导患者，树立战胜疾病的信心

四、简答题

1. 如何建立良好的同事关系？

2. 医患关系的影响因素有哪些？

五、案例分析题

1. 患者，男性，56 岁，知识分子。腹痛消瘦 1 月余，CT 提示胰腺占位，无手术指征，患者情绪低落。如果你是他的医生，如何与他沟通，使之初步树立信心，配合诊疗工作？并且以后如何更好地与他有效沟通？

2. 患者，男性，80 岁，四川口音。1 周前因牙痛到口腔科就诊。此次一来就怒气冲冲地指责上位医生没本事、应该下岗等。接诊医生看其前次病历上诊断为"牙龈炎"，处理为"消炎药自备"。请问该医生应如何与其沟通，在了解诊治过程的基础上化解矛盾，使病人配合治疗？

（丁　勇）

第十三章

日常生活中的人际沟通

【学习内容提炼，涵盖重点考点】

第一节　协调人际关系

★一、协调关系之一——交谈沟通

交谈是人们口头语言表达活动中，最直接、最基本、最常用的方法，也是最有效、最便捷的一种交际活动。交谈是人的知识、聪明才智和应变能力的综合表现，具有很强的临场性、现实性和及时性。

交谈中所采用的具体方式：

1. 寒暄与敬语　寒暄就是说些问寒问暖的客套话，一般用于交谈开始。特征所在：

（1）礼仪性：寒暄运用的言辞大多是礼貌用语。

（2）应酬性：寒暄在沟通中具有不可忽视的作用。

（3）规范性：用于寒暄的许多礼节性语言具有一定的规矩和习惯用法，这是由于人们长期使用，相互之间已心领神会、约定成俗。

（4）伸缩性：指客气话可长可短。可以问候一两句，也可以说上一段话。

2. 赞扬与恭维　是日常社交活动中人们经常使用的沟通语言。赞扬和恭维不仅能够调节心理，激励人们更好地学习、工作和生活，而且对改善人际关系，加强与他人的友好合作，具有积极的推动作用。特征所在：

（1）诚恳热情：是指赞扬和恭维人时的态度。

（2）明确具体：赞扬必须明确具体，有的放矢，这样才会达到预期的效果。需要掌握适当契机，运用热情动人的言辞，明确具体地赞扬。

（3）真实恰当：是指讲话实事求是，没有过头话。要根据不同情况，选择恰当的言词，合理把握一个"度"。

3. 话题与兴趣　在选择话题时，要考虑到对方的性别、职业、年龄、阅历、地位、性格和兴趣。

（1）寻求共同的爱好：共同的爱好最能促使交际双方相互接近。两个素不相识的人，可以因为都喜欢下棋而走到一起，以棋会友，最后成为挚友。

（2）寻求共同的经历：共同的经历，往往可以使人产生共同的回忆，形成相同的思想感受。

（3）寻求共同的目标：共同的目标可使不同区域、不同经历和不同爱好的人走到一起。

4. 机智与诙谐　在适当的时机说适当的话。特征所在：

（1）反应灵敏：是指在交谈中，能迅速洞察对方的意图和目的，采取机敏的方式，随时应对。

（2）快速应答：反应敏捷的目的是为了快速应答。

（3）巧妙转题：在社会生活这个大舞台上，每个人一生会扮演好几种角色，而且往往由于角色、身份的转换，个人情绪、语言乃至动作都会随之发生变化。

5. 幽默与笑话　幽默就是引人发笑并意味深长的意思。它是对事物矛盾机敏的反映，是智慧的闪现，是充满自信的表现，它在引人发笑的同时，还具有促人思考的功效。特征所在：

（1）一语双关：这是利用一个词的语音和语义同时关联两种不同的意义并进行曲解的方法。

（2）巧用夸张：语言交际也有故意言过其实的情况，这称为夸张。

（3）利用矛盾：即根据对方讲话中不近情理的歪理邪说，不直接反驳，而是以其人之道还治其人之身，依对方的思维方式回击对方，使其感到难以自圆其说。

（4）引申归谬：即先假定对方的观点正确，然后按对方推理方式得出荒唐可笑的结论。这也称为设真推假。

（5）借题发挥：巧妙地借助别人讲的某一话题，进一步发挥，以表达自己要说的话。

讲幽默笑话应注意以下几点：①要含蓄，开始不能直奔主题，过早暴露意图；②要有针对性，不能牵强附会，生搬硬套；③语速宜缓不宜急，用词恰当，不要重复；④讲笑话自己不能先笑。

★二、协调关系之二——电话沟通

电话已经成为现代人不可缺少的交际工具。要正确利用电话，不只是熟练地掌握使用电话的技巧，更重要的是自觉维护自己的"电话形象"，即注意打电话的语言、内容、态度、时间等，自觉做到知礼、守礼、待人以礼。

1. 电话沟通的特征

（1）思想专注，声情并茂。

（2）声音清晰，控制节奏。

（3）有条不紊，井然有序。

（4）随声应答，及时反应。

（5）声含笑意，用话礼貌。

2. 具体表现在以下几个方面

（1）表现文明。

（2）及时接听。

（3）时间适宜。

（4）大局为重。

三、协调关系之三——书面语沟通

书面沟通的特征：

（1）合乎规范，用语礼貌。

（2）内容真实，通情达理。

（3）字迹工整，文辞顺畅。

（4）重点突出，详略得当。

（5）恰当修辞，巧用妙语。

（6）通俗易懂、朴实自然。

*四、协调关系之四——非语言沟通

非语言沟通，是在特定的时间、空间和范围内以表情、动作、体态作为辅助手段，进行交流思想的一种方式。我们又把它称之为态势语言。表现特征：

1. 交谈时，辅之以相应的态势语　①表情；②姿态。

2. 在公共场所，展示自己的风采　①服饰；②行为举止。

3. 在工作场所，树立良好的自我形象　①行为举止要文明得体；②办公桌保持干净整齐；③公私要分明。

4. 在家居，折射出生活的情趣和品味。

5. 有效利用时间，提高工作、生活质量　①充分利用"黄金时间"；②学会科学预留时间；③合理安排其他时间。

第二节　常见关系沟通实务

*一、登门访问技巧

（一）拜访技巧

1. 到住所拜访的技巧

（1）事先有约。

（2）选择适当时间。

（3）准时赴约。

（4）讲究服饰、仪容。

（5）选择小礼品。

（6）敲门或按门铃。

（7）注意常用礼节。

（8）告辞的礼节。

2. 到办公室拜访的技巧

（1）拜访前要预约，并准时到访。

（2）到办公室拜访同样要注意仪容仪表，穿戴要庄重整洁，这既是对对方的尊重，同时也表明自己对拜访的重视程度。

（3）进入办公室前，无论门是开与关都应先敲门，允许后方可进入。如果进门前办公室门是关着的话，进去后应轻轻把门关上。

（4）如果是初次见面，必须向对方问候（包括在场的每一位人），并作自我介绍，让对方明白来意。双方寒暄过后，对方让座，来访者应谢座，然后大方、稳重地坐定。

（5）根据需要决定拜访时间的长短，拜访时间不宜过长，一般应控制在10分钟左右，最多不要超过半小时。在办公室会面带有公事公办的性质，一般不宜携带礼品。谈话亦需尽快切入主题，实话实说，实事实办，不说题外话。若发现对方心神不定，有不耐烦的表示时，应及早告辞。

（二）接待技巧

接待者要根据来访的不同心态和性格特点，针对来访的意图，适当地给予解释、答复和处理。

（1）文明型。

（2）冲动型。

（3）纠缠型。

★二、应聘求职技巧

（一）撰写求职信的技巧

1. 求职信的内容与格式　一般来说，求职信属于书信范畴，所以格式应当符合书信的基本要求，主要包括称呼、正文、结尾、署名、日期、附录共六个方面的内容。

2. 撰写求职信的技巧要求

（1）实事求是，恰如其分地介绍自己的能力和特长，既不吹嘘，也不贬低。

（2）重点突出，有条理、有针对性，篇幅以1～2页、1000字左右为好。

（3）文笔要流畅，表达要准确，如果你写得一手好字，就要认真地写，并在署名后注明"亲笔敬上"等字样。

（4）精心选择照片，以便招聘单位目测。无论是免冠半身照，还是全身照，都要近期的，图像清晰、柔美、不失真。

（5）学会用多种文字书写求职信。如中、英文对照，既表明你的外语能力，又表示你对招聘单位的尊重。

（二）撰写个人简历的技巧

1. 个人简历的内容

（1）个人概况：姓名、年龄、性别、毕业院校、学历、专业、联系方式。

（2）教育经历：在校学习、自学、进修等方面的经历。

（3）在校奖励情况：技能大赛、奖学金等荣誉，要注明获奖年份和地点。

（4）专业知识和技能特长：包括学习的相关科目、学习成绩或表现、与工作相关的个人特长等。

2. 撰写个人简历的技巧要求

（1）文字简洁，用词贴切。

（2）重点突出，条理清楚。

（3）文字整齐，书面整洁。

（三）参加面试的技巧

面试是用人单位当面观察求职者，考察其知识面、个人修养、职业能力、言谈举止的重要方式，是做出是否录用人员的关键。

1. 面试的准备

（1）准备需要回答的问题。

（2）尽可能多地搜集资料。

2. 面试的沟通技巧

（1）服饰得体，讲究卫生。

（2）遵守时间，宁早勿迟。

（3）表情自然，动作得体。

（4）注意细节，树立形象。

（5）充满自信，表现自我。

（6）战胜自我，挑战失败。

3. 面试应注意的问题

（1）携带好个人简历、推荐材料等。

（2）不要带人同往，带人同往会给招聘者留下缺乏信心的印象。

（3）回答问题应口齿清晰，思路明确，措词要得体，有组织、有条理、不哆嗦，但也不能只说"是"或"不是"。

（4）不要急着提出薪金待遇问题，尽可能避开这个话题，最好让主考人提出。

（5）如果招聘小组集体进行面试时，应注意协调好关系。

4. 面试中可能遇到的问题及其对策

（1）紧张：适度的紧张可以帮助你集中注意力，但过分紧张则会引起情绪失控。深呼吸是缓解紧张的有效措施，在进入招聘者办公室之前，做几次深呼吸，有助于缓解紧张的情绪。在倾听对方提问的过程中，也可用深呼吸来控制自己的情绪。

（2）说错话：一旦发现自己讲错了，应该停下来，主动挽回。一定要沉着冷静，切勿耿耿于怀，以免影响情绪，再出差错。

（3）不明白的问题：应试者有时可能因为过度紧张以致一时没有听清楚主试者的问话，或者不明白主试者的意图，这时不妨请主试者再说一遍。

（4）不懂的问题：人不可能什么都懂，面试过程中很有可能会遇到自己确实不懂的问题，碰到这类问题，一定不要不懂装懂或瞎猜，要坦率。坦率真诚要胜过虚荣百倍。

三、咨询技巧

咨询是人际沟通的重要组成部分，越来越为更多的人视为密切人际关系、提高服务质量、增进社会效益的重要工具之一。

学习咨询，应该掌握两个方面的内容：其一，作为提问的人，怎样问，才能使对方明白你的问题；其二，作为回答问题的人，怎样答，才能让对方满意。

（一）发问的原则

1. 三因性原则。

2. 可答性原则。

3. 禁忌性原则。

4. 礼貌性原则。

（二）发问的方式

1. 封闭式提问。

2. 开放式提问。

（三）应答技巧

应答就是对提问的反应和对答，良好的应答是智慧与机智、知识与能力的综合反映，一般要求做到以下几点：

1. 现场反应敏捷。

2. 把握话题核心　一个话题是有中心意思的，它的核心所在，就是我们要做出应答的主题。

3. 言辞清晰生动。

【模拟试题测试，提升应试能力】

一、名词解释

1. 寒暄　　2. 非语言沟通

二、填空题

1. 寒暄一般用于交谈的开始，具有_____、_____、_____、_____特征。

2. 赞扬和恭维，是日常社交活动中人们经常使用的沟通语言。其基本要求包括_____、_____、_____。

3. 常用的幽默技巧有_____、_____、_____、_____。

4. 与人初次交谈，选择_____话题，是形成双方的共同语言最好的办法。在选择话题时，要考虑到对方的_____、_____、_____、_____性格和兴趣。

5. 电话沟通要自觉维护自己的"电话形象"，即注意打电话的_____、_____、_____、_____等，自觉做到_____、_____、_____。

6. 书面语沟通的基本要领包括_____、_____、_____、_____。

7. 求职信书写格式应当符合书信的基本要求，主要包括_____、_____、_____、_____、_____六个方面的内容。

8. 发问的原则包括_____、_____、_____、_____。

三、选择题

A₁型题

1. 关于"寒暄"的意义下述错误的是（　　　）

A. 是讲礼貌的标志之一　　　　　　B. 稳定和调整谈话者的思路

C. 为双方交谈铺路搭桥　　　　　　　D. 打开僵局，为谈话创造氛围

E. 为了抓住谈话的主题

2. 与人见面，问"早安"、"你好"等体现了"寒暄"的（　　）

A. 礼仪性　　　　B. 应酬性　　　　C. 规范性　　　　D. 伸缩性

3. 想要一份工作是每个人的梦想，在面试中，下列做法正确的是（　　）

A. 应当多谈自己的优点，不要说缺点

B. 女孩子应该表现矜持一点，不应该多说话

C. 应实事求是，诚信为准

D. 不敢吱声，保持沉默

E. 时刻保持严肃的表情，以示严谨的工作态度

4. 下列沟通形式不属于非语言性沟通的是（　　）

A. 面部表情　　　B. 手势　　　　　C. 身体运动

D. 身体姿势　　　E. 健康宣教资料

5. 下列有关"倾听"这一非语言交流技巧的描述正确的是（　　）

A. 避免看清对方表情

B. 避免护患双方眼神的接触

C. 患者叙述时，护士可思考问题

D. 说话声音宜大，避免听不清楚

E. 不打断患者谈话，对话题表示感兴趣

6. 求职时履历表必不可少。下面关于写履历表时错误的做法是（　　）

A. 一定要根据事实强调适合用人单位的方面，千万不能无中生有

B. 要写上学习的功课和实践经历

C. 页数越多越好，内容越详细越好

D. 在校奖励情况，要注明获奖年份和地点

E. 文字整齐，书面整洁

7. 关于守时，不同的场合有着不同的内涵，下列做法正确的是（　　）

A. 严格遵守邀请时间，准时到达

B. 一般邀请时间都比正式开始时间早，所以可以适当去玩一会

C. 一般情况下要守时，但女士可以适当晚一点到达

D. 特殊情况不能前往时，不需提前通知对方

E. 交谈的时间越快长越好

8. 日常生活中，了解一些进出门的礼仪是十分有益的。不正确的进出门礼仪是（   ）

A. 男士要为女士开门，以显示自己的绅士风度

B. 主人在前为客人开门，以显示自己的好客之意

C. 自己为自己开门，不必考虑别人，体现日益加快的生活节奏

D. 办公室门事先是关着的，进门后还应带好门

E. 进门前要先敲门

9. 接电话时，如果自己不是受话人，应该怎样做（   ）

A. 应该马上把电话放下

B. 听筒未放下，就应大声喊受话人来听话

C. 要告诉对方："请您稍等一下，我马上把他找来"

D. 要告诉对方："不在，一会儿再打"

E. 打听对方有什么事

10. 赞美别人的功效是巨大和神奇的，下列哪项不符合常规（   ）

A. 赞美表示对他人的真诚

B. 赞美可以发现别人的优点

C. 赞美能有助于被赞美者加深对自己美德的发扬

D. 赞美可以消除怨恨

E. 赞美别人会降低自己的身价

（张晓波）

第十四章

沟通技巧

【学习内容提炼，涵盖重点考点】

第一节　沟通中的技巧——"五会"

★一、善为说辞——"会说"

说话能力是指运用口头语言表达思想感情的能力。它是一种综合性的能力，不仅包括说话的技能、技巧，还包括说话人的思维水平、知识水平和个性心理特征等方面的内容。

（一）学会说话的三项基本功

1. 组织内部语言　内部语言的生成与组织在大脑的神经中枢完成。

2. 迅速组织语句　组织语句是把内部语言经过扩展进行组合，用一定的词语句式表述出来的过程。

3. 借语音、语调表情达意　语言是语音层和语义层的结合体。

（二）形成良好的说话习惯

在说话的训练中，说话习惯应从以下几方面培养：

1. 创造良好的开端　怎样才能开好一次交谈的头呢？首先，要满怀诚意，借助一些一般性的语言打开局面。其次，直接、诚恳、明确地说明你的动机和需求，扫除对方心头疑虑，不再对你谈论话题的原因感到怀疑和困惑，对你产生好感，融洽感情，消除隔膜，缩短距离。最后，迅速切入主题，可以让对方明白你是为了什么事情而来。

2. 善于语言的表达　首先，口齿要清晰；其次，表达要准确。

3. 运用文明的话语。

4. 关注对方的反应。

★二、耳听心受——"会听"

听是一种最好的获得新信息的活动。倾听是指认真地听，聆听更注重的是情感交流，会听是指学会聆听。聆听是一项技巧，是一种修养，甚至是一门艺术。学会聆听是提高沟通能力的一种追求。聆听是理解、是尊重、是接纳、是期待、是分担痛苦、是共享快乐。

1. 神情专注　要采取一种积极的聆听技巧：①倾听回应；②重复内容；③提示问题；④归纳总结；⑤表达感受。

2. 时刻注意　在沟通过程中，我们要学会排除干扰。具体做法有以下几种。

（1）寻找兴趣所在。

（2）注意参与姿势。

（3）保持适当距离。

（4）注重目光交流。

3. 恰当鼓励

（1）正确的启发：启发是指以非语言来诱导说话者诉说或进一步说下去的方式。

（2）学会提问：恰当的提问让说话者进一步知道你很关注，使说话者深受鼓舞。

4. 善于记忆。

三、读书得间——"会读"

1. 明确读书的目的。

2. 掌握阅读的技巧。

3. 提高理解的能力　提高理解能力的技巧如下。

（1）养成循序渐进学习的习惯，在已有知识的基础上获得新的知识。

（2）回顾阅读中已标出的语言点，检验自己是否抓住了阅读材料的重点。

（3）假如行不通，放弃你的结论，回头重新阅读，试着找出另一个结论。

（4）总结你所读的内容，并用自己的话把它记在笔记本上。

4．寻找主题的方法

（1）顺序法：依据时间、事件发生过程等要素顺序清理主题。掌握四项要领：把握主要思想；搜集事实；理清前因后果；做出结论。

（2）对比法：通过对比前后的知识点发现主题。

（3）问题法：利用问题来分析文章，看看从文章里是否可找出下列任何一个问题的答案。

5．做笔记的技巧。

四、妙笔生花——"会写"

（一）书写的含义与要素

1．书写的含义 书写新的含义：凡是借助一定的工具在载体上留下字迹或符号的过程，即为书写。

2．书写的要素 ①工具；②载体；③内容；④意思。

（二）书写的意义

1．书写是每一个现代人必备的基本素质，书写时时刻刻都在我们身边得到运用。

2．提高书写水平，既能够使今后工作顺利，也能够提高沟通能力。

3．书写是人们日常生活必备的能力之一。

（三）书写的要求

书写质量有两个基本要求：①文字符号要写得好；②语句内容要写得好。

★五、明察秋毫——"会看"

1．在沟通中的观察与注意。

2．澄清观察印象的方法 ①知觉检验；②眼光接触；③衣着。

第二节 沟通的技巧——"游戏规则"

一、诚信是"金"、尊重是"银"

诚信有两个方面的含义，一是诚实——获得别人的信任；二是讲信用——

说到做到，不能搞欺骗。

一个人的信任程度主要取决于以下因素：①权威性；②信誉；③目的一致性；④领导才华；⑤活力与魅力。

二、目的明确是前提、态度端正是关键

态度影响习惯，习惯改变性格，性格决定命运。所以，沟通成败的关键是态度。

三、人文素养是基础、把握适度是策略

1. 提高人文素养　从这十个字培育自己的人文素养：德、礼、诚、雅、美、思、学、格、趣、新。
2. 沟通适度的原则。

第三节　沟通中处理特殊关系的技巧

一、营造气氛的技巧

1. 描述性陈述。
2. 平等。
3. 坦诚。
4. 有保留的陈述。

二、人际影响的技巧

这种技巧主要是指说服别人，以改变他们的态度或行为的技巧。
1. 陈述理由。
2. 说实话。
3. 情感诉求。
4. 自我肯定。

三、人际冲突处理的技巧

1. 退缩。

2. 忍让。

3. 攻击。

4. 说服。

5. 讨论。

【模拟试题测试，提升应试能力】

一、名词解释

1. 沟通　　2. 说话能力　　3. 倾听

二、填空题

1. 沟通技巧的五会为_____、_____、_____、_____、_____。

2. 学会说话的三项基本功指_____、_____、_____。

三、简答题

1. 书写的意义是什么？

2. 在沟通过程中应该如何排除干扰？

3. 如何形成良好的说话习惯？

（张晓波）

参 考 答 案

第一章
1～5　ABBCC　　6～10　CDCBC

第二章
1～5　DDCAD

第三章
1～5　BABAC　　6～10　DCBDB　　11～14　ACCD

第四章
1～5　CDADA　　6～10　BCACA　　11～15　DDCCC
16～18　BDE

第五章
1～5　ECCDB　　6～10　BBEBB

第六章
1～5　AEDBB　　6～10　DBBCA　　11～15　ACBEC
16～19　BACB

第七章
1～5　ADBAA　　6～10　DAADC　　11～15　ACCAE

第八章
1～5　AABAE　　6～7　AC

第九章
1～5　CCADE　　6～10　BEBAA　　11～13　CEB

第十章
1～5　BEBAB　　6～10　DDBAC　　11～15　ABCCA

第十一章
1～5　CBABD　　6～10　CCDBD　　11～15　BDEAC
16～21　DADCDB

第十二章
1～5　BCAAC　　6～10　EEBAA　　11～14　DBEC

第十三章
1～5　EACEE　　6～10　CACCE